从肝论治糖尿病

杨 波 吴继全 | 编著

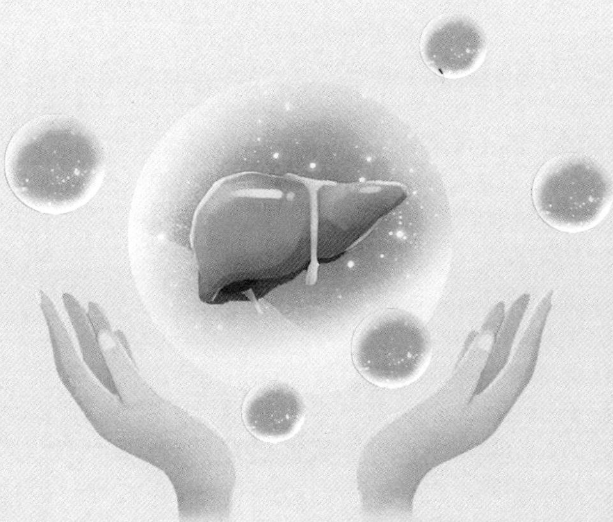

人民卫生出版社
·北 京·

图书在版编目（CIP）数据

从肝论治糖尿病 / 杨波，吴继全编著. -- 北京 ：人民卫生出版社，2025. 3（2025. 12重印）.
ISBN 978-7-117-37752-2

Ⅰ. R259.871

中国国家版本馆 CIP 数据核字第 2025N86Q53 号

人卫智网	www.ipmph.com	医学教育、学术、考试、健康，购书智慧智能综合服务平台
人卫官网	www.pmph.com	人卫官方资讯发布平台

从肝论治糖尿病
Conggan Lunzhi Tangniaobing

编　　著：杨　波　吴继全
出版发行：人民卫生出版社（中继线 010-59780011）
地　　址：北京市朝阳区潘家园南里 19 号
邮　　编：100021
E - mail：pmph @ pmph.com
购书热线：010-59787592　010-59787584　010-65264830
印　　刷：北京中科印刷有限公司
经　　销：新华书店
开　　本：710 × 1000　1/16　　印张：13　插页：2
字　　数：186 千字
版　　次：2025 年 3 月第 1 版
印　　次：2025 年 12 月第 3 次印刷
标准书号：ISBN 978-7-117-37752-2
定　　价：49.00 元
打击盗版举报电话：010-59787491　E-mail：WQ @ pmph.com
质量问题联系电话：010-59787234　E-mail：zhiliang @ pmph.com
数字融合服务电话：4001118166　E-mail：zengzhi @ pmph.com

作者简介

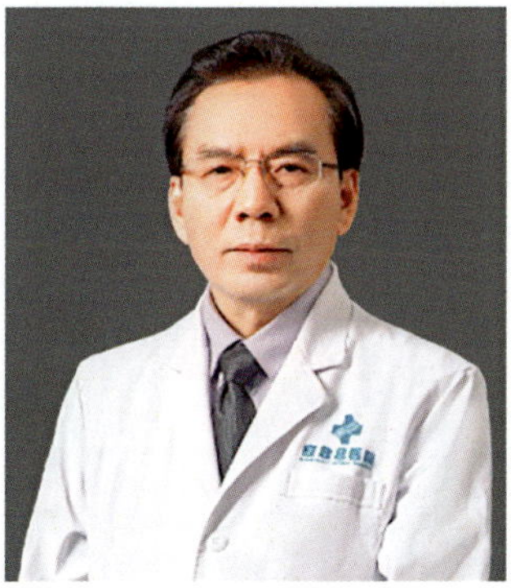

杨波，中医糖尿病、肝胆病专家，持有国医泰斗刘渡舟教授肝胆学术传承项目成果，曾受业于刘渡舟教授，共同主编中医肝胆经典、刘渡舟教授杂病类唯一代表作《肝胆源流论》。现任国家应急管理部应急总医院国医中心糖尿病专家，兼任世界中医药学会联合会糖尿病专业委员会理事，北京中医药学会第七届糖尿病专业委员会委员。《实用糖尿病杂志》特邀编辑，《中华现代内科学杂志》专家编辑委员会常务编委。

主要代表著作：与刘渡舟教授合著的《肝胆源流论》首版于 1989 年。出任主编的修订版《肝胆源流论》于 2016 年 12 月国医泰斗刘渡舟教授诞辰一百周年庆典前夕由人民卫生出版社出版，奠定了作者"从肝论治糖尿病"的学术基础。此外，领衔主编《21 世纪大众医疗保健丛书•糖尿病》《改变糖尿病》《国医精粹口袋书系•实用方剂小典》《糖尿病长寿食疗须知》，出任《糖尿病倾向与糖尿病防治》第一副主编、《糖尿病有问必答》第二副主编。

主要代表性论文：《超强化治疗与 2 型糖尿病控制》《对磺脲类降糖药的反思》《解读糖尿病特膳》《构建具有中医药膳特色的糖尿病食疗新体系》《质控——糖尿病食疗的关键性转变》等。

拥有国家发明专利：一种恢复胰岛功能消除胰岛素抵抗的米粉及其制法、一种适宜肥胖患者饮用的固体饮料、一种护肝排毒恢复肝功能的中药粉剂及其制备方法等十项。

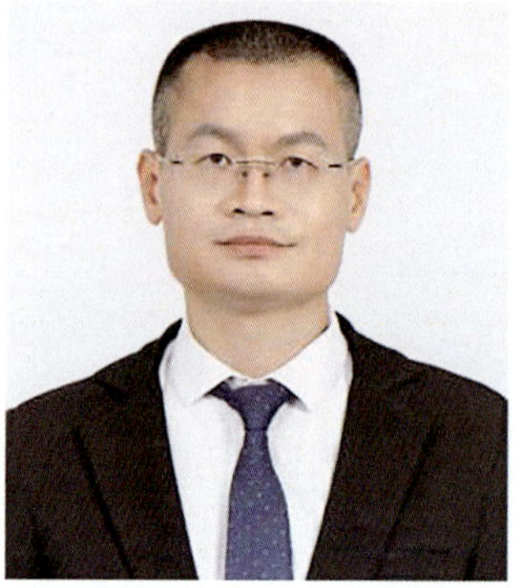

吴继全，现任中日友好医院国际部主任医师，兼任世界中医药学会联合会糖尿病专业委员会理事、北京中医药学会肺系病专业委员会委员、北京中西医结合学会全科医学专业委员会委员，全国第三批名老中医药专家学术经验继承人，师承国医大师晁恩祥教授。

主要论著：参编《肝胆源流论》《21 世纪大众医疗保健丛书•糖尿病》《糖尿病长寿食疗须知》《国医精粹口袋书系•实用方剂小典》《晁恩祥学术经验集》《中华人民共和国药典临床用药须知•中药卷》；主要论文有《晁恩祥治疗肺系病临证特点》《清热祛瘀颗粒对经皮冠状动脉介入治疗术术后冠状动脉粥样硬化进展及泛素水平的影响》等。

获奖情况：与他人合作的“风哮、风咳理论及其临床应用”专业技术成果荣获中华中医药学会一等奖和北京市科学技术奖三等奖。

擅长中西医结合治疗呼吸系统疾病（如鼻炎、咽炎、慢性咳嗽、支气管哮喘、慢性阻塞性肺疾病、感染及过敏性疾病）、糖尿病、消化系统疾病（如慢性胃炎、胃食管反流、胆汁反流性胃炎、消化不良、慢性腹泻及便秘等）、失眠等，善于使用经方治疗内伤杂病和疑难杂症。

内容提要

本书以中医肝胆病学经典《肝胆源流论》为理论源头，继承和发扬了国医泰斗刘渡舟教授肝胆论治的学说及宝贵经验，博采诸家之论，融理法方药于一体，从中西医学双重角度，回顾分析了现代医学多层次的研究，多维度探究了肝系统与糖尿病的关联机制，深度论证了“从肝论治糖尿病”的科学原理，成功建立起“从肝论治”为治疗方针、“超强化治疗”为实施方案的“从肝论治糖尿病”的完整体系，以更加有效地指导糖尿病临床，进一步提高疗效和逆转概率，拓宽新方新药的研发思路。

全书共六章，从理论探析到临床抉微，从药物疗法到非药物治疗技术，理法方药食悉备，理论联系实际，深入浅出，论述精当，案例翔实，实为糖尿病代谢病专业医生、医学院校师生、基层糖尿病防治工作者和广大糖尿病患者的重要读本。

医家名言

仝小林教授：肝是糖脂代谢发病脏腑的核心和枢纽，掌握从肝论治理论，对临床诊断和治疗代谢综合征有很大的指导意义。

——2016 年，中国中医科学院院士

Roy Taylor 教授：其实，2 型糖尿病可以被逆转。

——2019 年，英国纽卡斯尔大学，DiRECT 研究的主持人

Michael Lean 教授：早介入，有一半患者（糖尿病）可以治愈！

——2019 年，英国格拉斯哥大学，DiRECT 研究主要成员

Benjamin Renquist 教授：目前所有治疗 2 型糖尿病的药物都以降低血糖为主要目标，但患者只是在治疗症状，就像通过退烧来治疗流感一样。我们需要另一个突破。

——2021 年，美国亚利桑那大学农业和生命科学学院

自 序

寻病必问因，治病必求本，这是中国医学的重要原则和医疗思路。要彻底改变糖尿病治疗面貌，最终征服糖尿病，首先就要找到其主要病位及核心病机，施以治本之策。

1889 年前，西方医界普遍认为糖尿病的根源在肝脏。直到 1889 年，德国两位医生 Oscar Minkowski、Joseph von Mering 意外发现胰腺切除后的狗患上了糖尿病，医学界才将目光聚焦到胰腺；1921 年 Frederick Grant Banting（班廷）与 Charles Best（贝斯特）发现胰岛素，使医学界更加坚定地认为，糖尿病的根源就是胰腺胰岛的问题。乃至今日，控糖手段及降糖药的研发，基本都围绕着胰岛来设计，糖尿病控制鲜有实质性进展，其现状正如英国帝国理工学院 Majid Ezzati 在 2011 年全球糖尿病发病调查研究报告所指出的："与高血压和高胆固醇相比，我们在治疗糖尿病方面没什么良方。"而美国亚利桑那大学农业和生命科学学院副教授 Benjamin Renquist 坦言："目前所有治疗 2 型糖尿病的药物都以降低血糖为主要目标，但患者只是在治疗症状，就像通过退烧来治疗流感一样。我们需要另一个突破。"

在国医泰斗刘渡舟教授系统指导下，1989 年笔者与刘老共同主持编著了《肝胆源流论》一书，奠定了"从肝论治糖尿病"的理论基础，这也是传承刘老肝胆论治学术经验之成果。《素问·六微旨大论》言"出入废则神机化灭，升降息则气立孤危"，中医学认为，生命现象就是气机气化之表现形式，气化活动相当于现代认知的生命新陈代谢活动。升降出入是气机运动的基本形式，无器不有，而肝脏是人体气机之枢纽，依靠“主疏泄、藏血”的功能，系统调节包含“血糖”在内的物质、能量、信息活动（气化作用），与西医学所认知的肝脏为机体代谢核心，主宰着糖、脂肪、蛋白、激素等物质代谢的观点不谋而合。因此，我们认为糖代谢的核心是肝脏，“从肝论治”无疑是糖尿病的治本之策。

1936 年，Harold Percival (Harry) Himsworth 发表了一项区分 1 型和 2 型糖尿病的研究，确认 2 型糖尿病机制是胰岛素抵抗。到 20 世纪 50 年代 Yallow 等通过放射免疫分析技术测定血浆胰岛素浓度，首次提出了胰岛素抵抗的完整概念。在现代医学分子水平研究层面，2005 年，美国加利福尼亚索尔克（Salk）生物研究所发现了控制着肝脏细胞中葡萄糖生产的关键“分子开关”TORC2 蛋白。2007 年，我国张旭报道“肝 X 受体”在糖代谢、能量代谢及炎症等方面发挥了重要作用，并可能是糖尿病时高血糖和血脂紊乱的关键。2016 年，仝小林教授指出，肝脏是糖脂代谢的重要器官，也是产生胰岛素抵抗的主要成因。2017 年 *Lancet* 发布了英国纽卡斯尔大学 Roy Taylor 教授一项通过节食逆转 2 型糖尿病的研究成果，并于 *Cell Metabolism* 上为我们揭开了逆转和复发的秘密——在肝脏甘油三酯和胰腺脂肪含量较低的情况下，才有可能产生逆转效果，而肝脏甘油三酯和胰腺脂肪含量升高，症状就会死灰复燃，从而揭示出肝脏在糖尿病“逆转和复发”中起着首要乃至决定性的作用。2021 年 6 月，亚利桑那大学农业和生命科学学院副教授 Benjamin Renquist 研究发现，肝脏 γ- 氨基丁酸（GABA）增加是导致胰岛素抵抗的最新证据。这些现代医学研究证据，充分显示 2 型糖尿病病位远在胰岛之外，核心机制就是胰岛素抵抗，关键病位就在肝脏，其次才是胰岛，胰岛问题则很可能是胰岛素抵抗长期得不到缓解、糖尿病持续进展所导致的一种结果。

西医学已十分明确，肝脏是人体代谢的主要器官，又是个巨大的糖库和血糖调节中心，通过糖原的储存与输出、糖异生等作用时刻并直接影响着血糖浓度，正如杨月欣教授指出的“在葡萄糖的稳定平衡方面，肝脏起着关键作用”。因此，肝脏代谢决定着2型糖尿病的发生和发展。诚如中国中医科学院仝小林教授所言，肝脏是糖脂代谢的重要器官，也是胰岛素抵抗的主要成因，既是代谢综合征的反应器官，也是代谢综合征的治疗器官，掌握从肝论治理论，对临床诊断和治疗代谢综合征有很大的指导意义。

笔者临证三十余载以来，在国医泰斗刘渡舟教授肝胆辨治思想的指导和影响下，不论在糖尿病用药还是糖尿病药膳研发上，一贯以“从肝论治”策略为指导思想。其间也不断总结古今中外糖尿病研究成果和创新技术，汲取近年来现代医学分子水平研究的新成就，对当前的传统认识和糖尿病治疗方法进行了系统归纳总结和深刻反思。从传统中医学理论角度分析，肝是人体气机之枢纽，枢调着人体诸脏腑气机的升降出入运动，主宰精气血津液（物质、能量、信息）的气化枢转，肝系统失调是消渴病发病和病机的关键；从西医学角度分析，2型糖尿病本质是代谢病，其病位肯定在胰岛之外，核心环节就是主宰人体代谢的枢纽——肝脏，治疗的核心靶向不应该集中指向胰岛，而是要指向肝脏。

显然，依据如上论述，在对2型糖尿病的根本机制的认知上，中医学与西医学趋于一致。因此治糖不治肝，就是治标不治本；治胰不治肝，则是舍本而逐末。

我们坚信，随着医学界对糖尿病本质认识的逐步深化，糖尿病治疗策略定会发生本质性转变，也会从“对症治疗”走向“对因治本”，向彻底征服糖尿病的目标迈进！

杨　波

2025年3月7日　于北京

目 录

第一章

从肝论治糖尿病理论探析

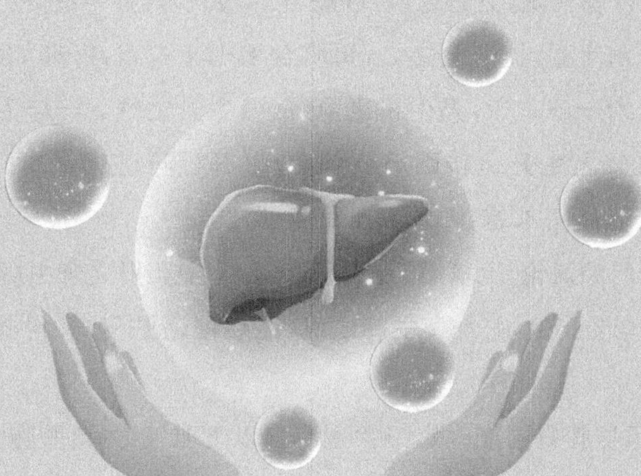

第一节 从肝论治糖尿病原理

肝为气枢主宰气化

中国医学理论体系是以脏腑学说为核心构建的，肝系统功能的核心是主疏泄，为三焦气机升降出入之枢纽，枢调着人体物质、能量与信息的活动，主宰着生命代谢。

《素问·阴阳类论》指出："春甲乙青，中主肝，治七十二日，是脉之主时，臣以其脏最贵。"王冰解释曰："东方甲乙，春气主之，自然青色内通于肝……夫四时之气，以春为始，五脏之应，肝脏合之，公以其脏为最贵。"刘渡舟等释评：一年三百六十日，五脏分主之，每脏合治七十二日，肝亦如此，因肝主春时七十二日，为一岁之首，乃生机之冠，故藏生升之气。一年万物之生赖于春，而一身脏气之生升运转则赖于肝，故以肝（胆）脏为最贵。（刘渡舟，杨波. 肝胆源流论 [M]. 北京：人民卫生出版社，2016.）

根据《肝胆源流论》上篇第1条按语所述，五脏贵肝之理由概有以下五点：

一、肝气通于春，主一身生升之机，能启迪诸脏气，并司其升降出入之活动。

二、肝胆与脾胃同处中焦，共"主沤"，以生血气，为诸脏腑之化源。

三、肝胆居中焦，为三焦气机升降出入之枢纽，对血液运行亦有枢调作用。《素问·调经论》反复指出："血气未并，五脏安定。"朱震亨云："气血冲和，万病不生。"由此可见，肝胆枢调气血，对人的生命活动起着重要作用。

四、《素问·移精变气论》云："得神者昌，失神者亡。"神本于血（精）而动之以气，肝为气血之枢，故神气亦赖以治乱。

五、肝合胆，《素问·六节藏象论》云："凡十一脏取决于胆也。"因而肝胆对诸脏腑有着重要的决断作用。

《素问·五常政大论》云:“委和之纪,是谓胜生,生气不政,化气乃扬。”此虽指的是气候木运不及所引起的生气不政,但人体也同样如此。升降不及,即升降无权,当升不升,应降不降,源于脏气的盛衰。如肝气虚不能升发疏泄,则可出现全身功能不振,精神忧郁,血运不畅,亦若张石顽所说:“肝脏生发之气,生气旺则五脏环固,生气阻则五脏留著。”(《张氏医通·妇人门下》)周学海《读医随笔·平肝者舒肝也非伐肝也》明确指出“肝和而三焦之气化理矣!”李东垣则直言:“故凡脏腑十二经之气化,皆必借肝胆之气化以鼓舞之,始能调畅而不病。”这均是肝系统所主宰的气化活动在人体生理中的重要性说明。

《素问·六微旨大论》指出:“出入废则神机化灭,升降息则气立孤危。故非出入则无以生长壮老已,非升降则无以生长化收藏。”强调了人体气机的升降出入运动在生命活动中的重要意义。气机的这种运动一旦停止,将导致生生不息之机(神机)的丧失;依赖于气化作用而存在的形体(气立)与外界一旦隔绝,生命过程也就终止。中医所指的气机的升降出入气化运动,与西医学的生命新陈代谢活动相一致,肝为机体气化之枢纽,主宰着人身“物质、能量、信息”代谢之“气化”活动。

消渴病,实质属于肝系统对三焦气机的疏泄枢调失常,所导致的气血津液气化(物质代谢)失控的全身性疾病,肝气枢失调是“消渴病”核心机制,那么“从肝论治”就是糖尿病治本之道。

百病调肝说

正是由于肝系统在生命气化活动中的枢纽地位,所以清代名医周学海倡导“百病必重调肝”。

《读医随笔》指出:“东垣曰:胆木春升,余气从之,故凡脏腑十二经之气化,皆必借肝胆之气化以鼓舞之,始能调畅而不病……肝和而三焦之气化理矣,百病有不就理者乎……医者善于调肝,乃善治百病。《内经》曰升降出入,又曰疏其气而使之调。故东垣之讲胃气,河间之讲玄府,丹溪之讲开郁,天士之讲通络，未有逾于舒肝之义者也。”

纵观周学海此论，以较大篇幅阐述了肝气对三焦诸脏、十二经气化的重要枢调作用，以及肝气失调对人体诸脏疾病的影响，足可窥周氏重“肝气”之思想。所以周氏治肝病乃至诸病皆注重调节肝之气枢，“医者善于调肝，乃善治百病”则是其重视肝气的典型写照，临床上也确有实用价值。（刘渡舟，杨波. 肝胆源流论 [M]. 北京：人民卫生出版社，2016.）外感六淫、内伤七情是中医学的常见病因，而肝主情志，内伤杂病多由肝之气机枢调紊乱所致。糖尿病，属于中医学内伤杂病之一消渴病的范畴，是以糖尿病也要以治肝为核心策略，“从肝论治”也是逆转糖尿病的重大方向。

肝主疏泄与血糖调节之关系

西医学所称的“血糖、血脂”这类物质，均包含在中医学的精气血津液之中。就中医学的认识，血中的“糖”（血糖）调节是通过肝脏的三大功能实现的：

一、主疏泄的功能

“疏泄”，指疏畅发泄，是中医学对肝脏总功能的概括性描述，也是肝系统的核心功能。中医学认为人体就是一个不断地进行着气化（新陈代谢）活动的巨大“气机”，升降出入是其运动的基本形式，气机的运转作用就是“气化”，相当于西医学所称之“新陈代谢”功能。中医学认为肝脏主疏畅发泄的作用，能通达全身气机，枢调三焦升降出入之气，为气机（新陈代谢）之枢纽，从而决定着人身物质、能量、信息（含激素作用）代谢（升降出入之气化活动）运转。肝脏依靠“主疏泄、藏血、主情志”的功能，系统调节人体物质、能量和信息之生命新陈代谢活动（气化作用），与西医学认知的肝脏为糖、脂肪、蛋白等所有营养物质和激素（信使）以及代谢废料（毒素、自由基等）代谢的主要器官不谋而合。显然，肝脏主要通过疏泄功能调控着我们的血糖等物质的有序稳态。

肝脏对物质代谢的调控作用，还表现在对脾胃运化的疏调管理方面。中医学基础理论认为，胃主受纳（吃进去食物），脾主运化（消化吸收），不但在五行系统关系中肝木能制约脾土，在生理上，脾胃对物质的运化（受纳、消化、吸收）也赖于肝胆之气的疏调——“木疏土”；病理上，肝失疏泄则往往导致脾胃运化失常，所以才会有“见肝之病，知肝传脾，当先实脾”防治原则，很显然肝脏在物质的代谢活动上决定着脾脏的运化功能，正如《血证论》所说“木之性主于疏泄，食气入胃，全赖肝木之气以疏达之，而水谷乃化”；再者，脾运化吸收的水谷精微物质需要“升清”才能到达全身，这就非常类似西医学对此的认识——小肠（包含在中医的脾脏功能内）吸收营养后，先是进入门静脉到达肝脏血窦与动脉血混合，经过肝脏处理完才进入血液循环被人体利用，从而影响血糖；也就说糖在小肠吸收后并没有直接被送入体循环利用——对血糖没有产生影响，而是经过肝一番处理和输出后才对血糖产生真正的影响。

二、藏血的功能

《肝胆源流论》指出：肝藏血功能有三——储藏、调节、化生血液。正如《素问·五脏生成》所指出的：“故人卧血归于肝，肝受血而能视，足受血而能步，掌受血而能握，指受血而能摄。”说明了肝脏具有储藏、调节血液的功能。西医学认为，人在直立体位时肝脏血流量减少40%，运动时肝脏血流量减少80%~85%，平卧体位时肝脏供血最丰富，与中医学“肝藏血、调节血液”的认识完全相同。而《素问·六节藏象论》所说：“肝者……以生血气。”高士宗解曰：“肝藏血，则血有余不足，肝所主也。”又，唐容川《血证论·吐血》明确指出：“补血者，总以补肝为要。”这些均说明了肝脏还具有化生血液之能。肝脏能化生血液，“血糖”在其中，也就说肝脏还是“血糖”的源头；肝藏血，说明肝脏仓储血糖——糖库；调节血液，也就是肝脏直接调节着“血糖”的流向，决定其浓度，这就是“肝藏血”功能从三个方向上对血糖所产生的直接影响，而肝脏对血液的“储藏、调节、化血”三大作用，都与肝脏的疏泄作用密切相关。

三、主情志的作用

人的情志活动依赖肝脏的疏调，中医认为“消渴病”成因之一就有怒伤肝为消渴。肝脏是人体精神活动的调节中心，情志和神志，以血(精)为本，而其活动则依气以动。肝为三焦气机之枢纽，故对情志、神志也必然有着枢调作用。所以，肝非但主情志，而且亦主乎调节神志之活动。正如杨上善所云：“肝脏……主守神气出入，通塞悲乐。”西医学认为，人的情绪激动或抑郁都会引起应激激素增多，都对抗胰岛素，从而推升血糖。2021 年 6 月 29 日刊登于 *Cell Reports* 的一则报道发现肝脏中的脂肪增加了抑制性神经递质γ-氨基丁酸(GABA)的释放，当肝脏产生 GABA 时，它会减少那些从肝脏到大脑的神经活动，中枢神经系统会感觉到这种放电减少，从而改变影响葡萄糖稳态的外向信号，揭示了胰岛素抵抗和脂肪肝与 2 型糖尿病关联的最新机制。这一现代分子水平的新发现，说明精神情志活动与血糖调节的关联，也是肝疏泄情志与血糖调控的现代证据。正如仝小林教授所指出的：“肝是糖脂代谢发病脏腑的核心和枢纽”(刘代代. 仝小林教授从肝论治代谢综合征的理论探讨和经验总结 [D]. 北京：中国中医科学院，2015.)，也明确揭示了 2 型糖尿病及其相关的“代谢综合征”的根本机制。

消渴病病位在肝论

《灵枢·五变》指出：“刚则多怒，怒则气上逆，胸中蓄积，血气逆留，𦛗皮充肌，血脉不行，转而为热，热则消肌肤，故为消瘅。”《灵枢·邪气脏腑病形》：“肝脉……小甚为多饮，微小为消瘅。”张介宾注解曰：肝藏血，肝脉小甚则血少而渴，故多饮。若其微小，亦以阴虚血燥而为消瘅也。张志聪解释说：肝脉抵少腹，上注肺，咳引小腹者，经气逆于上下也。小者血气少，少则木火盛，故多饮，及为消瘅也。(刘渡舟，杨波. 肝胆源流论 [M]. 北京：人民卫生出版社，2016.)

张仲景指出：“厥阴之为病，消渴……”(《伤寒论》第 326 条，《金匮要略·消渴小便不利淋病脉证并治》）尤在泾注解曰："厥阴为阴之尽，而风木之气又足以生阳火而烁阴津。津虚火实，脏燥无液，求救于水，则为消渴。消渴者，水入不足以制热，而反为热所消也。"《伤寒论译释》谓："消渴是因水亏不足以涵木，木火燔炽，津液被其消耗，故时欲引水自救，而消渴不已。"均揭示了消渴病病位与厥阴肝脏的机制。

明清以前，绝大多数的医家仍秉承将消渴病位关注在肺、胃、肾三脏，主流观点是"三消论治"。随着社会发展及中医临床理论与实践的不断丰富，明清时期已有部分医家从新的角度审视消渴病的病机，提出了新的消渴病病位——"肝脏"，逐渐形成了消渴病主要从肝辨证论治的学术思想，更多的医家开始研究并逐步完善肝在消渴病发生发展中的重要性，以下则是其对肝系统失调引发消渴病及其变证的机制。

一、肝失疏泄为消渴本因

黄元御《素灵微蕴·消渴解》曰："消渴者，足厥阴之病也。厥阴风木与少阳相火，相为表里……风火合邪，津血耗伤，是以燥渴也。"其在《四圣心源·消渴根源》中又云："消渴者，足厥阴之病也。"明确表明了消渴的病机可以从厥阴肝、少阳胆两者的表里关系以及生理特性去阐述。并以消渴病中的"消""淋""善溲溺"等主要症状详细阐明了导致消渴病症状的主要病机均与肝木有关。因肝木的不升或不泄，导致诸症发生，肝失疏泄是消渴发病及产生相应症状的关键之一。《医理真传·三消症起于何因》："消症生于厥阴，风木主气，盖以厥阴下木而上火，风火相煽，故生消渴诸症。"阐明消渴的诸多病症的起因为厥阴肝木，肝木病变导致肝气郁结化生内火，火热之邪可上沿灼伤肺脏津液，可横蹿中焦劫伤胃部阴液，还可下渗肾脏消耗肾水，导致口干、易饥多食、消瘦、尿频等消渴诸症。据刘代代报道，张达认为糖尿病发病的中心环节就是"肝失调达"，糖尿病的发生、传变与肝气疏泄失调联系密切，治疗2型糖尿病及代谢综合征主张以疏肝调气。（刘代代．仝小林教授从肝论治代谢综合征的理论探讨和经验总结 [D]. 北京：中国中医科学院，2015.）

二、情志失调乃消渴内因

叶天士认为，情志因素是消渴病发生发展的重要内在因素，而情志因素和肝的疏泄密不可分。肝的疏泄异常，疏泄不及或太过均可导致情志失调，是消渴病发生的重要病机。肝失疏泄，气机失于条达，肝气郁结日久可郁而化火，火热之邪耗气伤津，脏腑失养，进而损伤脾、胃、肾之阴液，形成肝肾阴虚之“消渴”。《灵枢·五变》:“刚则多怒，怒则气上逆……故为消瘅。”也表明情志伤肝后易致消瘅。《黄帝内经》中所言“消渴病”之名含“脾瘅、消瘅、消渴”，现代医家普遍认为，脾瘅和消瘅为消渴病发生的前期阶段(糖尿病前期)。脾瘅，一般是指肥胖或超重的发病者；消瘅，常指体型比较消瘦的发病患者；消渴阶段就相当于西医学之临床糖尿病期，是脾瘅、消瘅没有及时逆转、病情发展而来。

三、消渴变证责之于肝

消渴病变证相当于西医学所称的“糖尿病并发症”。肝主情志，以舒达为顺，长期的精神情志刺激最易伤肝，使肝之疏泄功能失去调达枢调之力，导致气机升降出入紊乱，气机逆乱则全身气血津液运行输布失常，脏腑经络失养，相应生理功能受到影响，反而化生痰、瘀、湿、浊、热等内生邪气，久则诸邪胶着郁结不散，蕴化为毒。《张聿青医案》曰:“邪既入络，易入难出。”邪毒入络后，容易留滞脉络中，难有出路，脉络为毒邪困扰，作为气血运行的通路为毒邪损伤，气血运化受阻，继而化生痰、瘀、湿、浊、热邪，留在脉中，又成新毒，同样难有出路，新旧之邪毒纠缠黏滞，瘀阻脉络，导致消渴多种并发症发生。如肝络受损，肝阴阳失衡，阴无以制阳，肝阳化风上扰脑络，导致中风(脑血管疾病)；肝血不足，因肝主筋，故筋脉无以血荣养，致肝络失荣，不荣则麻木不仁或疼痛不适，血液不足则血液在脉络充盈不佳而运行涩滞，变生瘀阻，脉络不通则痛，气血不足则肢体麻木不仁(周围神经病变、自主神经病变)；血液不足无以养津，肝肾同源，肝血不足则肾精亏虚，阴虚日久必阴损及阳，进而阴阳两虚，导致水肿、喘满等(糖尿病肾病)。(刘颖，徐云龙，苏靖，等. 基于从肝论治浅析消渴郁病 [J]. 吉林中医药,2021,41(11):1423-1427.)

四、消渴病病位在肝与肝胰同病

从中医病因病机角度分析,消渴病病位在肝,久之常累及于胰而形成“肝胰同病”,这种肝脏为病累及于胰,就像肝病及胆一样,其发病规律是肝气疏泄失调在先为“因”,而胰病受累在后为“果”,“肝胰同病”往往是消渴病持续发展的必然病理进程。那么,疏肝和枢则是“从肝论治”消渴病的核心策略。

从西医学发病及演变机制分析,2 型糖尿病病位在胰腺之外,胰岛素抵抗是其核心机制,病理部位是人体代谢的主要器官肝脏。胰外的胰岛素抵抗持续得不到缓解,必致胰岛不堪重负,加上肝代谢脂肪能力的下降,特别是甘油三酯累积和向胰腺的蔓延形成的脂毒性损害,逐渐引发胰岛功能衰退,也最终形成“肝胰同病”的病理结局。显然,肝代谢异常所导致的“胰岛素抵抗”是 2 型糖尿病的“因”,其所导致的胰岛功能衰退则是“果”。那么,正确的治疗策略则是消除病因在先,实施修复和恢复肝脏代谢活力,解除胰岛素抵抗,同时避免增加肝脏代谢负担与胰岛分泌负荷的所有因素(包含药物与生活方式),以全面逆转代谢指标异常、修复代谢损伤、恢复代谢功能,实现糖尿病的逆转。

明清时期从肝论治消渴病理论探讨

2 型糖尿病,属于中医学之“消渴病”范畴,以慢性高血糖为特征,本质就是代谢病。长期糖脂代谢紊乱导致糖脂毒性发生,损伤大小血管,进而引起多系统损害,甚至引发脏器功能衰竭。

最早提出消渴与肝有关的是《灵枢·邪气脏腑病形》,记载肝脉“小甚为多饮,微小为消瘅”。即肝脉血少容易造成津液不足,口渴多饮,过少则会变成消渴。《灵枢·本脏》亦云:“肝脆则善病消瘅易伤。”《金匮要略·消渴小便不利淋病脉证并治》《伤寒论·辨厥阴病脉证并治》明示“厥阴之为病,消渴”,即厥阴肝病多发消渴病症。

自《黄帝内经》对消渴病机制的阐发，到东汉时期医圣张仲景《伤寒杂病论》为“消渴病”立论立方。历代医家对其阐述颇多，但从肝论治者鲜矣。随着中医学对消渴病认识的逐步深化，到明清时期，一些医家就明确提出了从肝论治消渴病的学术主张，对后世消渴病的辨证论治产生了重大影响。

清代黄元御《素灵微蕴·消渴解》明确指出：“消渴之病，则独责肝木。”其在《四圣心源·消渴根源》中又云：“消渴者，足厥阴之病也。”肝木与少阳相火互为表里，木之职能乃疏泄，当其疏泄不遂时，相火则不能蛰藏。肝属木，肺属金，木火刑金可致金伤，金衰则津液不足。《伤寒悬解》指出：“厥阴之经，以风木而孕君火……病则风动火郁，血液伤耗，而合邪刑金，肺津枯燥，于是消渴生焉。”阐释了消渴产生的病因病机以及与各脏腑之间的联系。肝木失于条达，风起而燥生。虽肺燥热，而肝为病之始动因素，显然消渴病之肇端在于肝。

再若清代道光年间的郑钦安《医理真传》所云：“消症生于厥阴风木主气，盖以厥阴下水而上火，风火相煽，故生消渴诸证。”将消渴之病责之于肝，并指出“三消”源于肝郁化火：肝郁而化火，向上煎灼肺阴，津亏则多饮，火不消则渴不止，发为上消；肝火炽盛，煎灼胃液，胃阴不足，胃火亢盛，虚火妄行致消谷善饥，发为中消；向下蒸灼肾水，耗伤肾精致精微物质不固，发为下消。虽认为消渴涉及多脏腑，但终归于“肝郁”而致“风火合邪”，此为消渴发生之本源。

清代杨以行《医宗己任篇》记载：“消之为病，一源于心火炽炎，然其病之始，皆有不节嗜欲，不慎喜怒。”杨氏虽未明确指出消渴与肝的关系，却认识到“不慎喜怒”对消渴之影响。其意是指肝主情志，情志失调，气血精津物质疏泄枢转失常则发消渴。

叶天士认为，情志不遂致消渴病，曾在记载杨二八病案指出：肝风厥阳，上冲眩晕，犯胃为消，揭示了肝在消渴发病中的作用。又云：病者，液涸消渴，是厥阴为病。但其脾胃不振，疑与情志有关。肝阳上亢，因而眩晕，肝阳犯胃，受纳腐熟水谷机能失常，胃火炽盛，蒸灼津液，津液耗损，终致消渴。心境愁郁，内火自燃，乃消渴之病。从而揭示出情志抑郁不舒，肝气运行不畅，郁久化火，是造成消渴的一大病因。故其总结曰“肝为起病之源，胃为传病之所”。

以上明清诸家都明确指出消渴病病源在肝，肝气失调是基本病机，提出治疗消渴要重视调肝。其从肝论治消渴病之思想对后世产生了深远影响。

赵氏认为，肝实乃五脏之贼，最易生风动血，促发百病。而消渴，作为病情绵长，变证多发之难治疾病，肝亦为其促发之源头。而明清医家在总结前人理论之基础上，认识到可从肝论治消渴，打破了传统的三消分治和从肾论治之传统思路，丰富了消渴的理论体系，拓展了中医药治疗该病的渠道。（赵亚楠. 明清时期从肝论治消渴探析 [J]. 国医论坛，2020，35（1）：22-24.）

肝在消渴病发病中的机制

一、肝失疏泄

肝主疏泄，为三焦诸脏气机升降出入之枢纽，关乎气血津液运化之调畅，肝失调畅，气机紊乱是糖尿病的基本病理机制，肝失疏泄是糖尿病发病的起始因素。由于肝失疏泄，化火伤阴，可导致阴虚、燥热、血瘀等一系列病理变化，阴虚燥热等乃是肝失疏泄、气机紊乱的结果。（王耀献. 论糖尿病与肝 [J]. 北京中医药大学学报，1999，22（1）：64-65.）

二、肝郁胆火

肝郁气滞，胆火上逆，肝胆功能失调，使人体疏泄（代谢）紊乱，气机升降出入失常而导致高血糖，此乃糖尿病发病的重要病因病机。消渴病发动则常以厥阴浮动为先导，肝与胆合，内寄相火，肝失疏泄，少阳相火妄动，气机升降失常导致木郁土壅，湿热相火蕴结于中焦并化燥伤阴，从而导致一系列消渴病及其变证（并发症）的发生与发展。（韩乐兵，陶毅. 糖尿病从肝胆论治初探 [J]. 辽宁中医杂志，2003，30（8）：611-612.）

三、情志失调

冯氏指出肝脏功能失调，在糖尿病的发生发展过程中起着重要的作用，认为肝主情志，情志失调必致其失于疏泄条达而致气滞血瘀，则是糖尿病的重要病因病机。(冯鑫. 浅谈肝郁与糖尿病 [J]. 中国中医药信息杂志，2004，11(2)：102，142.)

四、肝受侵扰

肝之气主于疏泄，为气机之枢纽而枢达三焦，肝受侵扰，必疏泄紊乱，势必影响肺之敷布清肃、脾之健运、肾之闭藏，三焦气机有失畅达而乖乱，致使精微之化生、敷布运转、封藏升达失司，而发为消渴病。(周世英. 从肝论治糖尿病辨析 [J]. 江西中医药，2004，35(253)：16-17.)

肝与胰岛素抵抗的关联机制

2 型糖尿病以胰岛素抵抗为核心机制，寻找胰岛素抵抗的部位及其发生因素，对于从根本上解决或逆转 2 型糖尿病意义重大。就胰岛素抵抗的机制，李艳杰等人曾进行了深入的探讨，以为肝脏是胰岛素抵抗的重要环节，从而提出了“从肝论治 2 型糖尿病胰岛素抵抗”的观点。

所谓胰岛素抵抗，即机体对胰岛素的敏感性下降，是胰岛之外的问题，并非胰岛素分泌或胰岛功能的问题，是在胰岛素分泌之后到发挥调节血糖作用之前，一系列复杂生化反应的多个环节出了问题，导致胰岛素分泌量增加而效能低下。胰岛素抵抗除与 2 型糖尿病的发生密切相关外，还普遍存在于多种代谢紊乱中，比如代谢综合征。胰岛素抵抗是代谢综合征多种代谢指标异常的共同土壤(共同土壤学说)。那么，要彻底解决 2 型糖尿病和代谢综合征的问题，就要从消除胰岛素抵抗入手。

西医学认为胰岛素抵抗与肝脏密切相关，已明确过多的脂肪和脂毒性，尤其是肝内甘油三酯堆积是 2 型糖尿病逆转后复发的重要原因，如 Roy Taylor 教授 2019 年在 *Cell Metabolism* 揭示的“糖尿病逆转”只有在肝脏甘油三酯和胰腺脂肪含量较低的情况下才有可能发生，而且明确了肝脏甘油三酯和胰腺脂肪含量升高，会终结糖尿病的“蜜月期”，症状就会死灰复燃。这是肝与 2 型糖尿病胰岛素抵抗具有重大关联性的现代研究证据。中医学认为，肝为机体气机之枢纽，能枢调三焦诸脏气机活动，是血(血糖)气津液精等气化活动的调节核心，也相当于是人体物质、能量、信息代谢的综合调控中枢，这与西医学认为的肝是人体代谢主要器官之观点相合。

2型糖尿病的本质是代谢病，其病理机制是胰岛素抵抗，肝脏是代谢的主场所，也是胰岛素抵抗的重要部位和逆转后复发的根源。因此，围绕肝代谢这一关键环节，深化研究其枢纽调节失常与2型糖尿病胰岛素抵抗发生与发展的相关性，进一步探讨从肝论治2型糖尿病胰岛素抵抗的理论基础非常有必要。

一、2型糖尿病胰岛素抵抗与肝气枢调相关性分析

2型糖尿病在中医学归属于“消渴病”，以胰岛素抵抗为基本病理机制，从《灵枢·本脏》“肝脆则善病消瘅易伤”，《灵枢·五变》“怒则气上逆……故为消瘅”，到《伤寒杂病论》“厥阴之为病，消渴”，再至明清医家如黄元御《四圣心源·消渴根源》“消渴者，足厥阴之病也”，现代医家仝小林教授之提倡从肝论治，以胰岛素抵抗为核心机制的“代谢综合征”理念与临床实践，均揭示了2型糖尿病（消渴病）与肝的密切关联。再如李艳杰等报道指出，李道本较早提出胰岛素抵抗作用机制与肝的枢调功能失调相类似，在胰岛素抵抗预防研究方面，其以实验研究证实中医“调肝泻火法”，能够有效预防高脂大鼠胰岛素抵抗的发生。在治疗方面，国医大师吕仁和教授临床常以清肝法、养肝法、疏肝活血法等改善胰岛素抵抗，卓有成效。在中医认知糖尿病并发症方面，于淼等认为与2型糖尿病、胰岛素抵抗密切相关的慢性炎症反应属于中医“毒损肝络”的范畴，故临床采用解毒通络调肝法治疗本病，疗效颇佳。有关胰岛素抵抗的中医证型研究发现，“肝郁脾虚证”占比高达54%，是2型糖尿病胰岛素抵抗最常见的证型，这也从侧面证实了胰岛素抵抗与肝的密切关系。（李艳杰，倪青. 从肝论治2型糖尿病胰岛素抵抗[J]. 北京中医药，2022，41(3)：244-247.）

二、胰岛素抵抗与肝枢调失常的密切关联

肝的枢纽调节功能主要表现在“主疏泄的肝用”和“主藏血的肝体”两

大方面，是对肝脏木系统功能的总概括。肝为刚脏，体阴而用阳，肝主疏泄为人体气机之枢纽，性主动，故“用阳”，代表功能和信息活动之特性；肝藏血、化血、调节血液运行，性主静，此为“体阴”，是肝脏的物质基础，代表物质之特性。胰岛素抵抗，主要是肝体肝用之枢纽调节作用失常所致。

（一）肝失疏泄，气枢逆乱

肝为气机之枢纽，性喜条达而恶抑郁，主要表现在主疏泄、枢调三焦气机方面，对全身的气、血、津液、精、情志之活动、脾胃之运化均具有重要的枢纽调节作用。正如下述医家所言，《张氏医通·妇人门下》：“肝脏生发之气，生气旺则五脏环固，生气阻则五脏留著。”周学海《读医随笔·平肝者舒肝也非伐肝也》：“故凡脏腑十二经之气化，皆必借肝胆之气化以鼓舞之，始能调畅而不病……肝和而三焦之气化理矣。”均揭示了肝失疏泄、枢纽调节失常则会导致三焦诸脏气机不利，气血、精气、津液、水谷等物质运行不畅。西医学之血糖、血脂等均为中医学之气血精津一类物质，肝失枢调、疏泄失常，必然导致这些物质代谢受阻，糖脂毒素代谢产物积聚体内，常表现为以中医“痰浊瘀阻”之肥胖、脂肪肝为特征的胰岛素抵抗。

1. **肝失枢调，气化失常**　人体的气化活动与西医学之生命代谢活动相类，气机运动的基本形式是“升降出入”，肝为人体气机之枢纽，气化活动具体表现在气血精津液的生成、运化以及相互转化以维持生命过程等方面。正如《素问·六微旨大论》所指出的：“出入废则神机化灭，升降息则气立孤危。故非出入则无以生长壮老已，非升降则无以生长化收藏。”强调了人体气机的升降出入运动在生命活动中的重要意义。气机的这种运动一旦停止，将导致生生不息之机（神机）的丧失；依赖于气化作用而存在的形体（气立）与外界一旦隔绝，生命过程也就终止。肝为机体气化之枢纽，主宰着人身“物质、能量、信息”代谢之“气化”活动。若肝气失疏，枢纽调节不利，则三焦气机升降出入（气化）失调，气血精津液化生及运行失常，脏腑十二经功能紊乱。李艳杰等认为，2 型糖尿病胰岛素抵抗时，糖脂等营养物质合成及分解代谢失衡的病理特征与肝气失疏、气化失常相符合，此时机体糖脂利用率降低，且细胞内储存糖原之分解增多，引起血糖、血脂升高。（李艳杰，倪青. 从肝论治2型糖尿病胰岛素抵抗[J]. 北京中医药，2022，41（3）：244-247.）故而治疗2型糖尿病胰岛素抵抗，从肝论治以疏肝和枢、调畅气机以助气化为基本大法。

2. 肝失枢调，痰浊中阻　中焦以运化饮食水谷并将其转化为精微物质为主要功能，也即“中焦主沤”，尽管胃主受纳而脾主运化，在饮食水谷运行和转化中起着重要作用，但肝胆脾胃同居中焦，肝为气机之枢纽，脾胃运化也赖之疏泄枢调之能，正若《血证论·脏腑病机论》指出“木之性主于疏泄，食气入胃，全赖肝木之气以疏达之，而水谷乃化，设肝之清阳不升，则不能疏泄水谷，渗泄中满之证在所不免”。肝胆为木系统，肝之余气化生精汁（胆汁），能腐熟水谷，现在证实胆汁消化脂类物质，主要运化油腻脂类食物成分，若过食肥甘、素食膏粱厚味，必然胃气壅滞、脾气运化失畅，土壅木郁，肝气失疏，气机枢转失灵，胆内精汁（胆汁）排泄不畅，终致中焦枢纽失司，升降阻遏，饮食水谷不能化生精微而反变生痰湿、膏浊，郁久化热，形成以肝、胆、胃为中心，痰浊、湿热为病理因素的证候。李艳杰等报道，现代研究表明，“脂毒性”为引起胰岛素抵抗的重要原因之一，肌肉、肝脏等组织脂质积累，进而诱导蛋白激酶激活，使该组织胰岛素信号受损，引起肌肉/肝脏胰岛素抵抗。王天歌等调查发现，肥胖相关性胰岛素抵抗为中国糖尿病发病率骤增的重要原因。（李艳杰，倪青. 从肝论治2型糖尿病胰岛素抵抗[J]. 北京中医药，2022，41（3）：244-247.）因此，恢复肝的疏泄功能，调畅气机之枢纽，健运中焦水谷，可降低肥胖导致的胰岛素抵抗相关性的2型糖尿病、代谢综合征等疾病。

3. 肝失枢调，情郁气结　肝主情志，即肝具有疏泄枢调情志精神活动之作用，肝郁气滞，气枢失调是发生消渴病的重要原因之一，如《灵枢·五变》指出：“刚则多怒，怒则气上逆，胸中蓄积，血气逆留，髋皮充肌，血脉不行，转而为热，热则消肌肤，故为消瘅。”现代研究发现，精神创伤、易激易郁或持久性紧张可诱发或加重糖尿病，这可能由于各种情志刺激影响大脑皮质以及皮质下中枢，以致影响脑垂体、肾上腺、胰腺等，即通过神经和内分泌系统影响糖脂代谢而发病。也有研究认为抑郁是糖尿病最常见的心理障碍之一，给患者带来沉重的精神压力。梁绍满等现代医家使用经方四逆散制剂，在临床主要用于治疗2型糖尿病胰岛素抵抗并发情志异常疾病，其研究从糖代谢、糖皮质激素方面，采用分子生物学方法探讨四逆散治疗糖尿病胰岛素抵抗的药效作用及其作用机制。

（二）肝血不足，筋疲肌弱

肝藏血，功能有三——储藏、调节、化生血液。正如《素问·五脏生成》所指出的："故人卧血归于肝，肝受血而能视，足受血而能步，掌受血而能握，指受血而能摄。"说明了肝脏具有储藏、调节血液的功能。《素问·六节藏象论》所说："肝者……以生血气。"高士宗解曰："肝藏血，则血有余不足，肝所主也。"唐容川《血证论·吐血》明言"补血者，总以补肝为要。"这些均说明了肝脏还具有化生血液之能。肝主筋，为"罴极之本"，肝血不足，筋疲肌弱，人体易倦，或不能较快从疲倦中恢复，难以坚持足量的运动，肌肉和脂肪比例失衡，胰岛素敏感性势必降低。李艳杰等报道，研究发现运动是决定骨骼肌胰岛素敏感性的重要因素，缺乏运动导致的脂肪堆积可通过增加活性氧、促炎介质等进一步损害线粒体功能，并影响胰岛素信号级联反应，加重胰岛素抵抗。（李艳杰，倪青. 从肝论治2型糖尿病胰岛素抵抗[J]. 北京中医药，2022，41(3)：244-247.）所以，肝血充足，筋脉得濡，筋力强健，不易疲劳。另，《灵枢·营卫生会》曰"血者，神气也"，肝血液充盈，才能精力充沛、神志清晰、思维敏捷，自然乐于运动，充分发挥运动对消除或降低胰岛素抵抗的作用。

第二节 从肝论治代谢综合征原理

代谢综合征（MS），是以高血糖、高血脂、高血压与腹部肥胖或肥胖叠加在一起的、以多种物质代谢紊乱为本质的现代"代谢病"。"高血糖"为糖尿病的显著病理特征，代谢综合征不但拥有糖尿病特有的"高血糖"特征，而且与2型糖尿病有着共同的病理"土壤"——胰岛素抵抗（IR）。仝小林教授

体物质代谢的综合问题，而西医学公认肝为代谢的主要器官，所以说肝是代谢综合征的根基所在，这与中医学上述认知不谋而合。赵进喜教授认为“治疗代谢病及其继发病症，应该重视从肝论治”。（赵进喜．现代中医糖尿病学[M]．北京：中国医药科技出版社，2023.）代谢综合征中多种代谢问题的共同土壤是“胰岛素抵抗”，而肝脏则是胰岛素抵抗的主要场所。因此，代谢综合征的治本之策势必也要从肝论治。

从肝论治代谢综合征之理论应用

肝胆属于五行之木系统，通于春气，主乎升发，其性主动，体阴而用阳，喜条达而恶抑郁，为机体气机升降出入气化运动之枢纽，能疏泄三焦气机、疏泄情志、疏泄胆汁、疏泄脾胃水谷、疏泄气血精津、疏泄经脉，即所谓“故凡脏腑十二经之气化，皆必借肝胆之气化以鼓舞之，始能调畅而不病……肝和而三焦之气化理矣”（《读医随笔·平肝者舒肝也非伐肝也》）。若肝失枢调、疏泄失常，则三焦诸脏十二经不得安，“故肝病最杂而治法最广”（《西溪书屋夜话录》），“医者善于调肝，乃善治百病”（《读医随笔》）。而代谢综合征恰恰是全身代谢问题的复杂病变，仝小林教授认为“肝脏是糖脂代谢的重要器官，也是胰岛素抵抗的主要成因，既是代谢综合征的反应器官，也是代谢综合征的治疗器官”。因此，深化“代谢综合征从肝论治”的临床研究和方药应用规律研究有重大意义。

有学者通过对葛根芩连汤治疗代谢综合征的现代研究结果，揭示了从肝论治 2 型糖尿病和以“胰岛素抵抗”为核心机制的 2 型糖尿病及代谢综合征的原理。认为肝脏是经典的胰岛素受体（InsR）作用部位，是糖代谢的重要器官，肝细胞对葡萄糖的摄取、糖原的合成等作用是通过胰岛素的参与完成的，其实验选择对肝细胞膜的 InsR 进行观察。结果发现，在实验的第 12 周时，模型组大鼠的胰岛素浓度升高、InsR 数目降低，与正常对照组比较有非常显著的差异（$P < 0.01$）。说明模型组大鼠体内的胰岛素抵抗状况进一步加重。治疗 6 周后，葛根芩连汤有效部位群的低、中剂量可显著增加代谢

综合征大鼠肝细胞膜的 InsR 阳性目标平均灰度，与模型组有显著性差异（$P < 0.05$）。其中葛根芩连汤有效部位群的中剂量的作用程度要明显优于葛根芩连汤和阳性对照药二甲双胍，具有统计学意义。葛根芩连汤有效部位群的低、中剂量改善胰岛素抵抗、治疗代谢综合征的作用可能是通过增加肝细胞膜 InsR 的数量，改善胰岛素抵抗受体水平缺陷，增强胰岛素的敏感性来实现的。（林兰.中西医结合内分泌代谢病研究进展 [M]. 天津：天津科学技术出版社，2008.）这是“从肝论治”代谢综合征及 2 型糖尿病胰岛素抵抗现代研究的有力证据。

仝小林教授等现代医家善于以经方大柴胡汤、茵陈蒿汤等为基本方治疗代谢综合征。其治疗脂肪肝（代谢综合征之中心型肥胖的常见病症），倡导“从肝论治”。他认为脂肪肝病变的第一阶段便是气郁，膏浊阻滞气机，肝失疏泄，治宜行气开郁，消膏转浊，常以大柴胡汤、茵陈蒿汤、小陷胸汤、栀子柏皮汤、四逆散及朱丹溪之越鞠丸等为基本方化裁治之。又以经方大柴胡汤为主方兼以健脾、祛湿、清热、化痰、消食等治疗代谢综合征。其认为“肝脏郁滞”是其核心病机，“久郁化热”而常导致肝胃郁热这一最常见证型，与患者长期饮食不节、酗酒损伤肝脾功能，少动多静阳气鼓动无力，导致脉络瘀阻有密切关联。故常用大柴胡汤以疏肝解郁、清热化浊。

在代谢综合征合并脂肪肝的治疗方面，刘代代报道邝秀英等以疏肝健脾、化痰祛瘀法，运用中药联合普伐他汀治疗代谢综合征合并脂肪肝，早期即可观察到 ALT（丙氨酸转氨酶）、AST（天冬氨酸转氨酶）有显著降低趋势；6 个月后 TG（甘油三酯）、TC（总胆固醇）、HDL-C（高密度脂蛋白胆固醇）及 IR（胰岛素抵抗）的改善跟单用普伐他汀的对照组比较有显著性差异，B 超结果显示好转率明显提高。根据刘代代报道，谭宏文等以大柴胡汤加减化裁的降糖饮治疗 2 型糖尿病伴代谢综合征患者，在缓解症状、降脂、降糖、降低体重指数方面均有不错效果，总体有效率在 90% 以上，优于二甲双胍对照组（$P < 0.05$）。熊莉华等以疏肝健脾方治疗 MS 患者，3 个月后无论从总体还是单个指标如空腹血糖、血压、体重指数、低密度脂蛋白等方面，均显著优于单纯基础治疗。（刘代代.仝小林教授从肝论治代谢综合征的理论探讨和经验

总结 [D]. 北京：中国中医科学院，2015.）

从肝论治代谢综合征茵陈蒿汤研究

茵陈蒿汤可以说是肝胆专方，堪称疏肝利胆之经典，原出自《伤寒论·阳明病脉证并治》："……但头汗出，身无汗，齐颈而还，小便不利，渴饮水浆者，此为瘀热在里，身必发黄，茵陈蒿汤主之。"又见于《金匮要略·黄疸病脉证并治》，用于治疗湿热谷疸病："谷疸之为病，寒热不食，食即头眩，心胸不安，久久发黄为谷疸，茵陈蒿汤主之。"茵陈蒿汤本用于肝胆瘀热、湿热壅滞的"黄疸病"，似乎与消渴病没有关联，而张仲景原文中描述的茵陈蒿汤主证之"渴饮水浆"的"口渴、多饮"和"心胸不安、瘀热在里"描述的"烦热"，确是消渴病常见的三大症，尤其在消渴病"肝胃郁热"主证中尤为常见，这或是现代医家运用茵陈蒿汤治疗 2 型糖尿病及胰岛素抵抗为基础的代谢综合征的临床线索和渊源。

茵陈蒿汤，方药由"茵陈蒿六两、栀子十四枚、大黄二两"组成，功能疏肝和枢、清热利湿、利胆退黄。方中茵陈善于疏肝和枢，清热利湿，利胆退黄，为君；栀子为臣药，善利三焦，利湿化浊，清热退黄；大黄生用，以泻热、通便、行瘀滞而导邪下行。因该方作用部位以肝胆为核心，通调三焦，枢调上下，故而其临床应用越来越广泛，研究也日益深入，尤其对代谢综合征及 2 型糖尿病胰岛素抵抗的治疗、糖尿病前期之中医"脾瘅"的逆转干预，均具有较高的临床实践及研究价值。

现代中药药理研究显示：茵陈蒿汤方药，具有保肝利胆、降糖、调脂、抗肝纤维化、保护胰腺组织、镇痛消炎、增强免疫力、对抗肿瘤等作用。据刘代代报道，曲长江等人的研究证明了茵陈蒿汤具有提高肝内胆汁淤积湿热证大鼠肝细胞胆酸共转运蛋白的表达，具有改善胆汁淤积、肝功能及减轻肝脏病理的作用。而徐国萍等研究发现，茵陈蒿汤具有抗脂质过氧化，保护线粒体等细胞器，改善肝功能，修复肝细胞损伤等作用。茵陈蒿汤的有效成分之一是京尼平，其与茵陈色原酮合用能明显抑制刀豆蛋白 A（ConA）介导的白细胞介素-12(IL-12)及干扰素-γ(IFN-γ)的生成而对肝脏起保护作用。林曼婷等通过实验证实茵陈蒿汤可改善大鼠脂质代谢紊乱的状态。施文荣等通过研究证明,茵陈蒿汤在高脂血症、脂肪肝及动脉粥样硬化等疾病的中医药防治领域具有潜在的应用价值。潘竞锵等通过研究发现茵陈蒿汤具有类似双胍类药物与磺脲类药物的降糖作用。另有实验表明,茵陈蒿汤复方的利胆作用比各单味药强,可能是药物各成分的互相协同作用,也可能是在煎煮过程中溶出成分发生了变化,从而放大了利胆效应。(刘代代.全小林教授从肝论治代谢综合征的理论探讨和经验总结[D].北京:中国中医科学院,2015.)这也提示我们在使用该方时,尽量保证原方的药物组成及各药的剂量占比,也许经方的奥秘亦在于斯。

诚如仝小林教授所言:肝脏是糖脂代谢的重要器官,也是胰岛素抵抗的主要成因,既是代谢综合征的反应器官,也是代谢综合征的治疗器官,掌握从肝论治理论,对临床诊断和治疗代谢综合征有很大的指导意义。(刘代代.全小林教授从肝论治代谢综合征的理论探讨和经验总结[D].北京:中国中医科学院,2015.)

第三节 肝与糖尿病关联机制现代医学研究

肝与代谢及糖调节关联机制

一、肝主宰物质代谢

肝脏为身体代谢的主要器官,也是最大的消化腺,有极其复杂的功能,是生命代谢的枢纽,现代医学认为肝脏具有如下复杂生理功能:

1. 糖、脂肪、蛋白质及维生素代谢;也是糖储存的大糖库。
2. 激素代谢,胰岛素、其他激素的代谢。
3. 肝脏通过神经及体液的作用参与水的代谢过程,以保持正常的排尿量。

4. 调节酸碱平衡。

5. 矿物质代谢的作用。

6. 重要的热能供给器官。

7. 分泌和排泄胆汁的功能，以促进脂肪在小肠内的消化和吸收。

8. 解毒功能。外来的或体内代谢产生的有毒物质，均要在肝脏解毒变为无毒的或溶解度大的物质，随胆汁或尿液排出体外。

9. 造血功能。胎儿时肝脏为主要造血器官，至成人时由骨髓取代，造血功能停止，但在某些病理情况下其造血功能恢复。

10. 凝血功能。几乎所有的凝血因子都由肝脏制造。在人体凝血和抗凝两个系统的动态平衡中，肝脏起着重要的调节作用。

无疑，在现代医学五脏器官中，肝脏的功能最为复杂多样，称之为“人体物质代谢的枢纽”并不为过。

二、肝在糖代谢调节中的作用

肝是调节血糖浓度的主要器官，这不仅仅是因为肝内糖代谢的途径很多，关键还在于糖代谢途径为肝所特有。

餐后食物中糖类经消化吸收，以葡萄糖形式大量进入血液，使血糖浓度暂时轻度升高。此时葡萄糖直接促进肝等组织摄取葡萄糖，使肝细胞内糖原合成明显增加，同时也抑制肝糖原的分解，减少其向血中释放葡萄糖，同时还使糖转为脂肪，结果是餐后血糖浓度仅轻度升高，并很快恢复至正常范围。饥饿时肝通过自己特有的葡萄糖 -6- 磷酸酶，将贮存的肝糖原分解成葡萄糖以提供血糖，而肌糖原不能转为葡萄糖，也就不会影响血糖浓度。

肝脏还是糖异生的主要器官，在生理情况下，甘油、氨基酸等非糖物质主要在肝细胞转变成葡萄糖，以补充因空腹所致的血糖来源不足。这是因为糖异生途径的关键酶：丙酮酸羧化酶、磷酸烯醇式丙酮酸羧激酶的活性以肝为最高。饥饿或剧烈运动时，肝脏利用非糖物质转变成糖（糖异生）的作用尤为显著。此外，肝所具有的果糖二磷酸酶、葡萄糖 -6- 磷酸酶，在其他单糖转化为葡萄糖的方面也起着重要作用。

1. **糖原与肝脏代谢** 糖原(glycogen)是一种动物淀粉,又称肝糖或糖原,是由葡萄糖结合而成的支链多糖,其糖苷链为α型,是动物的贮备多糖。糖原主要贮存在肌肉和肝脏中,肌糖原分解为肌肉自身收缩供给能量,肝糖原分解主要维持血糖浓度。肝脏原有糖原约占肝脏重量的5%~6%,成人平均约有糖原100g。当长时间大量摄入糖类食物后,肝糖原可达150g左右,健康胖者甚至可达150~200g,当饥饿10余小时后,大部分肝糖原被消耗。

2. **糖的吸收-流向-肝调节** 食物中的糖在小肠吸收→门静脉→肝血窦与动脉血混合处理→血液循环→血糖浓度升高;而肝糖原异生,则是肝脏影响血糖浓度的另一条“捷径”。显然,肝脏代谢,是影响血糖浓度的核心而关键的因素。正如中国营养学会营养与保健食品分会主任委员杨月欣教授指出的:肝脏的作用犹如银行里的活期存款,存取自由……可以看出,在葡萄糖的稳定平衡方面,肝脏起着关键作用。(杨月欣.食物血糖生成指数:一个关于调节血糖的新概念[M].北京:北京大学医学出版社,2004.)

3. **肝脏对血糖浓度的调节过程** 血糖过高时,肝脏会快速将其转化为肝糖原以降低血糖,而当血糖过低时,肝脏又会通过糖原分解和糖异生作用将血糖升起来。人的正常血糖含量为血浆总量的0.08%~0.14%。饭后,从门静脉流入肝脏的血液含葡萄糖的量可高达0.14%,此时肝脏把血液中过多的葡萄糖转化为糖原储存于肝细胞中,使血糖含量恢复正常;如果食量过大,葡萄糖摄入量过多,超过了全身的需要量,也超过了肝脏的储存能力,肝脏就将超量的葡萄糖转化为脂肪,由血液运到各处脂肪组织中储存。反之,如果一个人没有吃饭,“腹内空空”,门静脉的血液中葡萄糖含量低,此时,肝中的糖原就水解成葡萄糖,使血糖的含量恢复正常。其实,肝脏对于糖代谢的调节是非常复杂的,肝脏是调节血糖浓度恒定的重要器官。

肝脏又是降血糖的唯一激素——胰岛素的代谢场所,同时也是众多升高血糖激素的代谢场所,胰岛素与升糖激素这种矛盾运动对糖代谢产生影响,这些激素也都在肝脏代谢作用之下得以发挥功能。现在已知激素是以其携带的“信息”对人体起到调节作用的,那么肝脏代谢激素也就等于主宰“信息”代谢了。因此可以说,肝脏是人体物质(糖、脂肪、蛋白质等营养素)

代谢、能量代谢、信息代谢(信息活动的调节)的主场所。

肝脏也是胰岛素受体聚集的密集场所,关系到胰岛素的敏感性——胰岛素作用的正常发挥,自然就关系着血糖的代谢能力和水平。肝脏还是胰岛素抵抗的主要部位,一旦有脂肪肝或肝功能异常,那么这个糖库和糖代谢主场所就会失常,血糖自然就会波动。吕仁和教授指出:"胰岛素抵抗时,糖脂合成及消耗失衡的病理状态与肝失疏泄、气化不利相符合,此时机体利用率降低,且细胞内储存糖原分解增多,引起细胞外血糖升高。因此在治疗胰岛素抵抗时应注重疏肝调畅气机以助气化的作用。"(程亚清,曲海顺,李雪,等.吕仁和从肝论治2型糖尿病经验[J].北京中医药,2021,40(6):587-590.)

有研究提出,肝脏是糖脂代谢的重要器官,也是胰岛素抵抗的主要成因,既是代谢综合征的反应器官,也是代谢综合征的治疗器官。肝是糖脂代谢发病脏腑的核心和枢纽。(刘代代.仝小林教授从肝论治代谢综合征的理论探讨和经验总结[D].北京:中国中医科学院,2015.)

糖尿病病位之历代研究

一、从肝到胰腺的偏离

1889年前西方医界普遍认为糖尿病的根源在肝脏,直到1889年德国两位医生Oscar Minkowsk、Baron Joseph von Mering的发现,才使得医学界将目光聚焦到"胰腺"上。1889年,德国两位医生意外发现胰腺切除后的狗患上了糖尿病,第一次"证实"了糖尿病的根源在胰腺。在1921年Frederick Grant Banting与Charles Best发现胰岛素并于次年临床使用后,医学界更加坚定和统一了认识——糖尿病的根源就是胰腺或胰岛的问题。

胰腺的切除引发糖尿病的机制,类似于1型糖尿病在发病时胰岛功能的丧失,然而2型糖尿病的机制却远非如此——其实在胰岛之外!

二、发现2型糖尿病机制

1936年,认识到了2型糖尿病的本质,Harold Percival(Harry) Himsworth

发表了一项区分 1 型和 2 型糖尿病的研究。他认为很多糖尿病患者并不是胰岛素不足,而是胰岛素抵抗。胰岛素抵抗,是指各种原因使胰岛素促进葡萄糖摄取和利用的效率下降,机体代偿性地分泌过多胰岛素,产生高胰岛素血症,以维持血糖的稳定。胰岛素抵抗易导致代谢综合征和 2 型糖尿病。

20 世纪 50 年代 Yallow 等应用放射免疫分析技术测定血浆胰岛素浓度,发现血浆胰岛素水平较低的患者胰岛素敏感性较高,而血浆胰岛素较高的人对胰岛素不敏感,由此提出了胰岛素抵抗的概念——揭示了 2 型糖尿病的问题在胰岛之外。

三、发现促肝糖生成的分子开关

2005 年,来自美国加利福尼亚索尔克(Salk)生物研究所的一项新发现,可能促进人们对糖尿病分子起源的了解。Salk 生物研究所的研究人员之前发现了一种能够促使肝脏在血糖水平较低时产生更多葡萄糖的关键“分子开关”TORC2 蛋白,其研究结果发表在 *Nature Metabolism* 上。研究者发现,这种分子开关还可通过限制自己的活性来防止葡萄糖的水平超出健康范围,而这种调节机制在糖尿病患者中缺乏。(郭晓强. TORC2:糖尿病治疗的新靶点 [J]. 生命的化学,2006(1):1-3.)

四、Foxa2 与肝脏胰岛素抵抗

现在公认 2 型糖尿病的核心病理机制是胰岛素抵抗,肝脏是 2 型糖尿病胰岛素抵抗的关键器官。肝脏胰岛素敏感性降低导致肝脏葡萄糖异生和葡萄糖输出增加、餐后高胰岛素血症。另外,肝脏胰岛素敏感性降低也使肝脏脂肪的形成和甘油三酯的储存增加,导致脂肪肝。肝脏合成葡萄糖和氧化脂肪的能力,受一系列被称为转录因子开关的控制,其在细胞核内调节基因转录。这些开关亦受血液循环中激素水平改变的影响,主要是胰岛素和胰高血糖素,使肝细胞随饱餐和空腹的变化而改变。

2006 年美国糖尿病协会(ADA)“杰出科学成就奖”得主洛克菲勒大学 Markus Stoffel 教授的报告《从饥饿中学到的知识:2 型糖尿病肝脏胰岛素抵

抗的分子病因学》介绍了空腹状态葡萄糖异生的基因转录水平的信号传导调节。

Foxa2 是翼螺旋转录因子家族的一员，是肝脏用来探测调节脂质和葡萄糖代谢的循环胰岛素水平的传感器。Foxa2 在 2 型糖尿病肝脏胰岛素抵抗的分子病因学中的意义，主要分为四个部分：①胰岛素通过 Foxa2 调节 β 氧化及酮体形成；② Foxa2 在胰岛素抵抗、糖尿病中的作用；③ Foxa2 调节 VLDL（极低密度脂蛋白）的形成、分泌；④ Foxa2 调节载脂蛋白 M 和血浆前 β-HDL（β- 高密度脂蛋白）水平。

1. 胰岛素通过 Foxa2 调节 β 氧化及酮体形成　肝脏糖脂代谢主要受胰岛素和胰高血糖素调节，在进食或饥饿状态时，这两种激素在血液循环中的浓度会发生变化，通过相互拮抗作用维持血糖浓度的正常。这些变化的发生与编码脂肪酸氧化、生酮作用、糖酵解所需酶的基因表达有关。翼螺旋转录因子 Foxa2 被认为是调节空腹时肝脏分解脂肪酸的关键开关。Foxa2 结构与翼螺旋转录因子家族的另一成员 Foxo1 相似，Foxo1 的主要作用是促进空腹时肝脏糖异生。

2. Foxa2 在胰岛素抵抗和糖尿病发生中的作用　胰岛素抵抗综合征中的慢性高胰岛素血症，导致 Foxa2 在胞浆定位而被抑制。因此，加重了肝脏的脂质堆积和胰岛素抵抗。在胰岛素抵抗时，响应胰岛素的蛋白质依次磷酸化的过程受损，阻碍了胰岛素对糖脂代谢的正常调节。胰岛素抵抗人群表现为高血糖，部分是因为肝脏葡萄糖异生作用增强。尽管胰岛素抵抗，糖尿病患者的胰岛素不能抑制糖异生，但能够抑制脂肪酸氧化。这与 Foxa2 远比 Foxo1 对胰岛素敏感有关。这一被称为混合胰岛素抵抗的现象说明，胰岛素信号优先传递至对脂肪酸氧化的控制，而非葡萄糖控制。因此，胰岛素抵抗人群不仅血糖升高，还存在甘油三酯不能被氧化分解而在肝脏堆积。为了证实这一模式，Stoffel 和同事们进行了一系列研究。他们转染一个位于细胞核的，且持续活化的、不能被胰岛素抑制的、由腺病毒表达突变的 Foxa2（又称为 T156A），来阻断胰岛素的磷酸化反应对 Foxa2 的作用。当突变的 Foxa2 导入糖尿病鼠的肝细胞后，不仅逆转了肝脏脂肪变性，减少了肝脏甘油三酯的含量，而且提高了肝脏对胰岛素的敏感性，减少了葡萄糖的合成，使血糖正常化，明显降低血胰岛素水平。该研究结果潜在性地解释了胰岛素对糖代谢和脂代谢的影响，并为解释肝脏脂肪变性如何发生并引起糖尿病提供了线索。Stoffel 教授提出，人体 24 小时应尽可能多地处于空腹状态，以激活 Foxa2，并建议拒绝碳水化合物加餐。

这一现代研究结果表明：肝脏胰岛素抵抗是 2 型糖尿病的关键，肝脏用 Foxa2 来探测调节脂质和葡萄糖代谢的循环胰岛素水平。激活 Foxa2，提高了肝脏对胰岛素的敏感性，减少了葡萄糖的合成，使血糖正常化，明显降低血胰岛素水平。（王智明．中医从肝论治 2 型糖尿病——方药研究和临床应用 [M]. 北京：人民卫生出版社，2015.）

五、发现肝 X 受体

2007 年张旭发表综述文章《肝 X 受体：糖尿病治疗的新靶点》。肝 X 受体（liver X receptors，LXRs）是非甾体类核受体超家族的成员，Willy 等于 1995 年从肝细胞 cDNA 文库中分离而得。由于这一类受体在发现之初配体未知，曾被称为“孤儿”受体或 X-activated 受体，又因其在肝脏表达丰富，故命名之。最初的研究发现 LXRs 与胆固醇和脂类代谢密切相关，近来的研究表明其在糖代谢、能量代谢及炎症等方面也发挥了重要作用，并可能是糖尿病时高血糖和血脂紊乱的关键。

该综述集中讨论了 LXRs 在糖类、脂类、能量代谢以及炎症方面的生理作用，并着重阐述 LXRs 为什么是药物治疗糖尿病的重要潜在靶点，即将肝脏作为糖尿病药物研发的重要靶器官（张旭，马跃荣．肝 X受体：糖尿病治疗的新靶点 [J]. 重庆医科大学学报，2007. 32（z1）: 160-164.）。

六、找到 2 型糖尿病新药研发的新靶点——肝脏

在 2021 年 6 月 29 日刊登于 *Cell Reports* 的两篇论文中，Benjamin Renquist 和来自华盛顿大学、宾夕法尼亚大学、西北大学的研究人员概述了 2 型糖尿病治疗的新目标。Benjamin Renquist 实验室致力于解决与肥胖相

关的疾病，在过去9年里，研究人员希望能更好地了解肥胖、脂肪肝和糖尿病之间的关系，特别是肝脏如何影响胰岛素敏感性。Benjamin Renquist说："随着肝脏脂肪的增加，糖尿病的发病率也会增加。"他们发现肝脏中的脂肪增加了抑制性神经递质γ-氨基丁酸(GABA)的释放。当肝脏产生GABA时，它会减少那些从肝脏到大脑的神经活动。因此，脂肪肝通过产生GABA，减少了大脑放电活动，中枢神经系统会感觉到这种放电减少，从而改变影响葡萄糖稳态的外向信号。这揭示了胰岛素抵抗和脂肪肝与2型糖尿病关联的最新机制。

现代医学在分子水平上不断发现糖尿病和血糖调控的新机制，2005年发现了"肝糖开关"，后又发现了肝X受体及肝脏脂肪促γ-氨基丁酸(GABA)及其机制，相信之后还会有更多的有关血糖调控及其与肝脏关联的因子陆续被发现。

2型糖尿病血糖代谢失控，究其机制而言，绝对不是某一个环节出的问题，2型糖尿病病理特点是胰岛素抵抗，其发生原因是胰岛素受体后各种生化反应的一系列问题，这些生化反应又是极其复杂而多变的，不论哪一个极其微小的环节出问题，都会引发血糖的波动。即便现代医学的分析认识方法至今并不能彻底明了这些机制，但影响血糖浓度的糖库、产糖中枢以及糖调节核心属于肝脏，这是确定无疑的。

七、糖尿病逆转后复发的启示

2017年，顶级医学期刊*Lancet*发布了英国纽卡斯尔大学Roy Taylor教授一项通过节食逆转2型糖尿病的研究成果，这项研究的结果也分别在2017年的世界糖尿病联盟大会以及2019年的美国糖尿病协会大会上进行报告，获得了全世界的关注。"逆转"的秘密由Roy Taylor教授在世界著名杂志*Cell Metabolism*上为我们揭开了谜底——研究显示：大多数受试者在2年内维持糖尿病逆转状态，但这只有在肝脏甘油三酯和胰腺脂肪含量较低的情况下才有可能发生！并发现，受试者肝脏甘油三酯和胰腺脂肪含量升高，会终结糖尿病的"蜜月期"（原指1型糖尿病，在发病早期并接受胰岛素充分治疗数周或数月内，患者胰岛功能部分或完全恢复，临床症状明显好转，患者使用很小量胰岛素治疗，甚至完全停用胰岛素，其血糖水平也能维持在接近正常或正常范围内。病情可稳定达数周或几月甚至 1 年之久。因此也称为 1 型糖尿病缓解期)，症状就会死灰复燃。为什么呢？因为当脂肪不能正常地储存在皮下时，就会储存在肝脏内，一是产生胰岛素抵抗，二是会直接影响肝脏对血糖的关键性调控，两者相加的结果就会使得糖尿病反复和糖代谢恶化。此外，肝对脂肪的代谢障碍，又会使得多余的脂肪逐渐蔓延到胰腺，再通过脂毒性而危害胰岛功能，加上胰岛素抵抗的压力，最终也会影响胰岛素的正常分泌，甚至将其压垮，从而导致 2 型糖尿病逆转后的复发和病情的进一步加重。由此看来，糖尿病逆转后是否会复发，关键的核心环节还是肝脏对糖脂代谢的调控状态。

八、肝——胰岛类器官互作体系

中国科学院大连化学物理研究所微流控芯片研究组研究员秦建华团队利用类器官芯片，建立了人诱导多能干细胞（hiPSC）来源的肝 - 胰岛类器官互作体系，在体外模拟人体肝脏 - 胰岛轴及其在生理和病理条件下的糖刺激响应，为糖尿病等复杂代谢性疾病研究和新药发现等提供了新策略和新技术。无疑，该研究已经将肝脏与血糖控制紧密地联系起来。

综上所述，现代医学界从器官水平到细胞水平，再到分子层面的深入研究，直至近日的“肝 - 胰岛类器官互作体系”器官水平的回归。种种迹象表明，现代医学也正在从“胰岛为中心”的药物研发和对糖尿病病源的认知，逐步走向“从肝论治”的治本之途。

胰岛素抵抗根源与糖尿病治疗标靶

胰岛素抵抗（insulin resistance，IR）是 2 型糖尿病的核心机制，而肝脏则是与 IR 关联最为密切的脏器，从肝论治是治疗或逆转 2 型糖尿病的必然手段。

IR 是 2 型糖尿病的重要病因和显著特征。因此，深入研究 IR 的病理机制，寻求最佳治疗途径，已成为提高 IR 防治水平的关键性中医理论课题。

一、胰岛素抵抗的定义

IR是亚细胞、细胞、组织或机体的一种病理状态，本意指需超过正常量的胰岛素始能在胰岛素的效应器官产生正常的生理效应，现泛指胰岛素在周围组织摄取及清除葡萄糖作用降低，是2型糖尿病的显著特征，是诸如肥胖、高血压、糖尿病、动脉硬化等疾病的共同危险因素。（李秀均，钱荣立．胰岛素抵抗及其临床意义[J]．中国糖尿病杂志，1999，7(13)：163-167.）

二、胰岛素抵抗的临床表现

IR的临床表现或称胰岛素抵抗综合征或代谢综合征，1999年被世界卫生组织（WHO）定义为糖耐量降低、2型糖尿病、高胰岛素血症、高甘油三酯血症、中心型肥胖、高血压。

三、胰岛素抵抗的机制

有关IR的机制，可归纳为三类：①胰岛素受体前因素；②受体缺陷；③受体后缺陷。尤其以受体后缺陷最为重要。研究较多的有：①葡萄糖载体蛋白（GLUT）异常；②细胞内葡萄糖磷酸化障碍；③游离脂肪酸（free fatty acid，FFA）增加；④肿瘤坏死因子-α（tumor necrosis factor-α，TNF-α）的作用；⑤线粒体氧化磷酸化障碍，糖原合成减少；⑥胰岛素受体底物-1（IRS-1）基因突变。（李秀均，钱荣立．胰岛素抵抗及其临床意义[J]．中国糖尿病杂志，1999，7(13)：163-167.）由此可见，IR的机制复杂多样，在受体后水平，研究较多的有TNF-α及FFA。TNF-α在介导IR中起到中心介质作用，它从不同层次，不同环节干扰了胰岛素的生理功能。如TNF-α对IRS-1的磷酸化抑制，下调脂肪细胞葡萄糖转运子-4（GLUT-4）等作用而致IR。（吴静．肿瘤坏死因子-α与胰岛素抵抗[J]．国外医学：内分泌学分册，1999，19(5)：220-222.）此外研究表明，FFA可通过抑制外周糖利用，促进糖异生，促发高胰岛素血症等引起IR，国内报道FFA可能通过抑制IRS-1蛋白表达，胰岛素受体和IRS-1的酪氨酸磷酸化阻滞胰岛素信号传导引发IR（邵建华，高妍，袁振芳，等.游离脂肪酸抑制大鼠肝细胞胰岛素受体和胰岛素受体底物-1酪氨酸磷酸化[J].中华内分泌代谢杂志，1999，15(6)：342-345.)，最近Hevener等报道FFA抑制IRS-1酪氨酸磷酸化并降低IRS-1相关的PI3K激酶活性引起IR，而曲格列酮对此能预防。(Hevener AL，Reichart D，Janez A，et al. Thiazolidinedione treatment prevents free fatty acid-induced insulin resistance in male wistar rats[J]. Diabetes，2001，50(10)：2316-2322.)这些机制的核心是胰岛素的信号传导障碍。

四、肝脏是糖尿病治疗的靶标

在ADA第70届年会上有关肝脏胰岛素抵抗的讨论极为热烈，剑桥大学Savoge教授以"人类选择性肝胰岛素抵抗"为专题作了报告，其报告结论是：人类肝脏胰岛素抵抗驱使肝细胞内脂肪合成及肝糖异生。此届Banting奖获得者是明尼苏达州的Rizza教授，其专题"肝脏是糖尿病个体化治疗的一个靶标"最引人关注。(施亚雄.肝脏胰岛素抵抗[J].中华糖尿病杂志，2010，4(2)：308-309.)我国学者翁建平教授带领的科研团队近期发现了小檗碱在改善糖尿病以及非酒精性脂肪肝中的新机制，进一步突出肝脏在2型糖尿病治疗学上的重要地位。其课题组的研究表明，经小檗碱处理后，2型糖尿病大鼠模型肝脏胰岛素信号通路没有变化，但肝脏的糖异生基因(*PEPCK*，*G6Pase*)和肝脏脂肪沉积基因(*FAS*)显著下调，具体机制与抑制肝核转录因子Foxo1、SREBP1、ChREBP密切相关，小檗碱对线粒体的抑制和单磷酸腺苷活化蛋白激酶(AMPK)的激活是其减少肝糖异生基因和脂肪合成基因的作用通路。该项研究的创新点在于提出小檗碱改善糖脂代谢不依赖于胰岛素作用，小檗碱下调空腹血糖和肝脏脂肪变性的可能机制与线粒体抑制和AMPK激活有关。(Sun W，Bi Y，Liang H，et al. Inhibition of obesity-induced hepatic ER stress by early insulin therapy in obese diabetic rats[J]. Endocrine，2011，39(3)：235-241.)王智明认为，黄连就是一味经典的中医治疗糖尿病的药物。可见防治2型糖尿病，中医、西医在"从肝论治"切入点有了共鸣。

第二章

从肝论治糖尿病临床研究

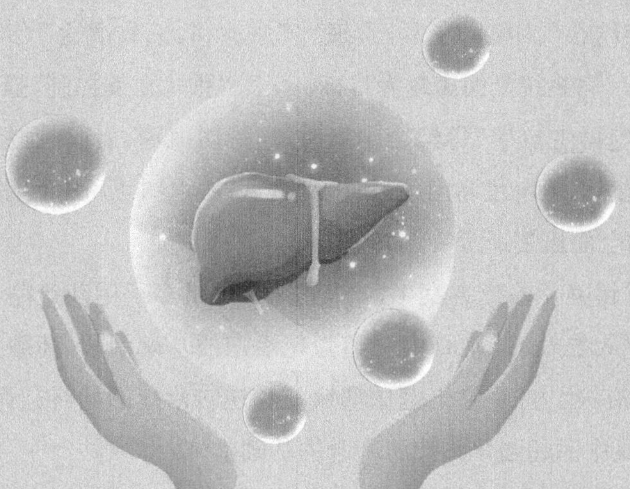

据第一章理论研究得知，中医学确认消渴病病位重点在肝，肝系统气机失调是消渴病及胰岛素抵抗（IR）的基本病机。西医学研究也已明确，IR 是 2 型糖尿病的核心机制，而肝脏则是与 IR 关联最为密切的脏器；肝脏是核心代谢器官，2 型糖尿病本质无疑是代谢病。因此从肝论治，是治疗或逆转 2 型糖尿病的核心策略和治本手段。

第一节 从肝论治糖尿病超强化治疗方案

中医超强化治疗糖尿病，是“从肝论治糖尿病”的实施方案，与西医学以胰岛素为工具、以控制血糖为目标的“强化治疗”显著不同。

中医超强化治疗糖尿病以“从肝论治”为治疗原则，使用“药物与非药物（药膳）相结合”为核心工具，实现“气血冲和、三焦调达”（人体系统的有序稳态），以代谢系统全面康复为目标。采取“强化血糖控制、强化血脂控制、抗炎、β 细胞再生治疗”等综合中医手段，针对血糖、血脂、血黏、血压、体重及胰岛素敏感性等全代谢问题，实施综合调控，以纠正所有代谢紊乱，实现 2 型糖尿病的全面康复或最终逆转。

在中医超强化治疗方案中，“从肝论治”贯穿于用药策略，这是遣方用药的原则；“从吃入手”则是中医超强化治疗的基础手段，药膳是其形式，也以“从肝论治”组方，贯穿于糖尿病康复和逆转治疗的始终。而强化生活方式干预，则是中医超强化治疗所联合的基础措施。

“超强化治疗”与“从肝论治糖尿病”的关系是：“超强化治疗”是“从肝论治糖尿病”的临床实施方案，而“从肝论治”则是“超强化治疗体系”之“药物与药膳”组方的指导原则；也就是说“超强化治疗”是“从肝论治糖尿病”的临床体现，“从肝论治糖尿病”则是“超强化治疗”的核心灵魂。“超强化治疗”，是由药物与非药物两大要素构成的“从肝论治糖尿病”的治疗系统（临床体系）。

糖尿病血管并发症导致了诸多慢性并发症，严重影响着患者的生活质量和寿命，给家庭和社会带来了沉重的经济负担。血管并发症包括微血管并发症和大血管并发症两大部分。眼底、心肌、肾脏及神经系统的并发症属于微血管疾患，而冠心病、高血压、脑血管病、动脉硬化则属于大血管并发症，糖尿病并发冠心病是糖尿病患者的第一杀手。美国著名的糖尿病控制与并发症试验（DCCT）显示，1 型糖尿病强化血糖控制仅对防治微血管并发症有意义，对大血管并发症则无明显益处。即单纯的“胰岛素强化治疗”强化血糖控制并不能阻止糖尿病大血管并发症的发生、发展。这说明在大血管并发症的背后还隐藏着除高血糖以外的代谢问题和危险因素，诸如 2 型糖尿病的“病根”在哪里，近年广泛关注的脂毒性、炎症等，与肥胖、胰岛素抵抗、2 型糖尿病的关系等。中医“糖尿病超强化治疗”方案的研究与实施，将会对改变糖尿病治疗面貌产生重大而积极的影响。

肝为人体气机之枢纽，主宰着人体物质、信息、能量代谢，黄元御《四圣心源·消渴根源》直言：“消渴者，足厥阴之病也。”仝小林教授以为“肝是糖脂代谢发病脏腑的核心和枢纽”。（刘代代．仝小林教授从肝论治代谢综合征的理论探讨和经验总结 [D]. 北京：中国中医科学院，2015.）鉴于 2 型糖尿病的本质是代谢病，胰岛素抵抗是其基本病理，故治本之道就是恢复肝系统枢纽之功能（代谢能力），消除胰岛素抵抗，采取更系统、更全面的综合控制措施，而不仅仅是采用降糖药“治标”和针对“血糖”这一单一目标。

强化血糖控制以药膳为先导

高糖毒性给糖尿病所带来的危害已基本清楚，强化血糖控制仅是超强化治疗体系中的一种手段，血糖的控制则更重视餐后血糖和血糖波动幅度。血糖控制目标：空腹血糖＜6.0mmol/L，餐后血糖＜7.8mmol/L，糖化血红蛋白（HbAlc）＜6%。而逆转 2 型糖尿病的血糖控制目标则更加严格：空腹血糖＜5.6mmol/L，糖化血红蛋白＜5.7%（ADA《2021 共识报告：2 型糖尿病缓解的定义和解释》）。

强化血糖控制的基础手段就是中医糖尿病药膳治疗，血糖过高或正在使用大剂量降糖药时，暂时保留部分口服药或胰岛素，之后随着血糖和胰岛素敏感性的改善，肝脏调节血糖能力的恢复，胰岛负担的解除，西药逐步减少甚至停用。该方案既能有效地快速控制血糖、消除高糖毒性，同时还能改善肝脏代谢和胰岛β细胞功能，尤其是中药在保护糖代谢组织器官，恢复其自我调控糖代谢的能力等方面，具有重要价值。

饮食疗法是治疗糖尿病的基石，而“药膳”则是中医非药物治疗糖尿病的突出特色和迅速控糖的优势手段，积极采用中医糖尿病药膳食疗技术进行科学的糖尿病特殊营养管理，对强化血糖控制是一个重要的基础措施，也是强化生活方式干预的核心工具。在实施中，引入了我们于2000年创立的“中医糖尿病饮食质量控制”方案，从肝论治组方药膳，利用中医糖尿病药膳食疗成果，既可增进药物疗效节省药物，又可有效减少餐前低血糖的发生率，降低血糖波动幅度以平稳血糖，还能强化营养的补充，有效保护和恢复参与糖代谢的组织器官功能。中医糖尿病药膳是一种低“肝抗胰岛素物质指数”(血糖指数)、缓慢吸收、营养平衡、低热量的主食，与现行的“六两精制米面”主食相比有着明显的益处和独特优势。对快速减轻代谢负担，滋养、激发和修复代谢组织损伤、促进其再生并延缓其凋亡具有重要价值(详见本书第五章下《糖尿病药膳临床研究》《糖尿病药膳糖代谢试验研究》)。

中药技术方面，以从肝论治为指导思想，以疏肝和枢为核心大法。以医圣张仲景《伤寒杂病论》疏肝和枢的经方小柴胡汤、四逆散为基础化裁；常用药物为柴胡、黄芩、芍药、枳实、佛手、半夏、人参、山药、地黄、山茱萸、茯苓、桑椹子、枸杞子、黄精、白术、郁金、川芎、薏苡仁、炒麦芽、炙甘草等；常用“药队”为人参、黄精、黄芪、山药、山茱萸、佛手、灵芝、白术、葛根、茯苓、猪胰脏等；常用对药为黄芪伍山药、人参伍黄精、柴胡伍白芍、白术伍茯苓、葛根伍佛手；基本方为调肝和枢汤：柴胡、白芍、人参、黄精、黄芪、山药、白术、茯苓、山茱萸、佛手、葛根。

运动疗法，推荐使用中医经穴康复操，既可降低血糖、降脂、减肥、减轻胰岛素抵抗，又能减轻脂肪肝、减轻胰岛负担，延缓胰岛β细胞凋亡，对防治糖尿病血管并发症有明显好处，也是饮食治疗的最佳搭档。

经穴治疗术，耳穴迷走神经及调糖体穴治疗术，耳部肝胆胰反射区康复术，是配合餐后血糖控制不错的中医非药物适宜技术，优点是短暂、快速控糖，使用方便，无毒副作用。

导引康复术，是心理治疗的中医非药物适宜技术，也是调控血糖的重要方法，推荐贯穿于超强化治疗的全过程。

强化血脂血黏控制

1. 脂毒性——糖尿病发生的重要因素 Denis McGarry 指出“糖尿病”应该改为“糖脂病”，脂毒性是指血中游离脂肪酸（FFA）水平升高后，超过脂肪组织的储存能力和各组织对 FFA 的氧化能力，使过多的 FFA 以甘油三酯的形式在非脂肪组织中过度沉积造成该组织的损伤。在糖尿病发生前，往往 FFA 在患者血中升高，过多的脂肪在肝脏和胰岛中沉积，促使肝细胞和 β 细胞凋亡加速，使其功能降低，而其在胰岛素作用的靶组织肝脏、肌肉中沉积过多，则造成胰岛素抵抗，胰岛素抵抗与肝脏调节血糖能力和胰岛功能的进一步减退，最终引起血糖升高发生糖尿病。

国内最早证明脂毒性作用的流行病学研究来自大庆的前瞻研究，结果发现初访时空腹甘油三酯水平高的个体，6 年后 2 型糖尿病的发生风险明显升高。故其结论表明，甘油三酯水平的升高是糖尿病发病的独立危险因素。

在动物实验的基础研究中，证明脂毒性可引起胰岛素分泌缺陷的动物模型有瘦素功能缺失的 Zucker 糖尿病肥胖大鼠，其自发的糖尿病过程解释了脂毒性的作用。其在肥胖前期，胰岛功能正常；肥胖糖尿病前期，胰岛素 β 细胞内甘油三酯含量逐渐增高，胰岛增大，出现高胰岛素血症；到达糖尿病期，胰岛素 β 细胞内甘油三酯含量达到高峰，血糖升高，随之是胰岛素功能的逐渐下降。3 个月中可以明确看到脂毒性是糖尿病发生的原因。

完全没有遗传背景的正常 SD 大鼠在经高脂饮食饲养后，胰岛 β 细胞凋亡率明显增高，而增生并没有受到抑制。该结果证实，28 周的高脂饮食饲养，可引起SD大鼠胰岛β细胞凋亡。这是环境因素——高脂饮食的原因。脂毒性引发胰岛素抵抗在本组也得到充分证实。经过8周的饲养后发现，与正常饲养组相比，高脂饲养组的体重、腹部脂肪、与体重的百分比、血中游离脂肪酸、血及肝脏甘油三酯水平都明显升高，血脂联素水平明显降低。二甲双胍和罗格列酮干预的结果表明，高脂饲养组可发生胰岛素抵抗，同时胰岛素增敏剂可逆转脂毒性作用。

脂肪细胞在脂毒性的发生、发展过程中起了非常关键的作用，Banting奖获得者Denis McGarry提出"糖尿病名称宜改为糖脂病"，Joslin《糖尿病手册》指出："糖尿病因肥胖而产生，也因肥胖而死亡。"这均说明高热量饮食及其引发的脂质增高、肥胖是糖尿病发生、发展的主要饮食因素。

首先脂肪细胞功能的改变，是脂毒性发生的原因之一，即脂肪细胞的改变与胰岛素抵抗、肝脏细胞与胰岛功能损伤有直接的关系。此外，长期摄入脂质成分过多，可造成血中游离脂肪酸水平增高；而充满脂肪的脂肪细胞对胰岛素介导的抑制脂解的作用不敏感，会发生过多的脂质外溢，进一步加重血中游离脂肪酸增高。

脂毒性是2型糖尿病糖代谢紊乱的重要原因，也是引发糖尿病及其慢性并发症的基础因素，已是不争的事实。肝脏是脂代谢的核心场所，所分泌的胆汁又是消化脂肪的最重要物质，肝胆功能异常可以直接引起脂代谢紊乱。

2. 从糖尿病再到脂代谢紊乱——危险的恶性循环　糖尿病合并血脂异常的典型脂谱是甘油三酯增高、高密度脂蛋白-胆固醇（HDL-C）降低及小而密的低密度脂蛋白和小而密的高密度脂蛋白增高。其原因主要是2型糖尿病患者存在胰岛素抵抗和胰岛素分泌不足，使脂蛋白脂酶（LPL）的合成和活性降低，致甘油三酯水解减慢之故。另外，糖尿病特有的非酶糖基化作用、氧化应激作用增强引起的脂蛋白颗粒以及转运异常也参与了脂蛋白代谢异常的发生。但其中心环节还是糖尿病发生后的胰岛素作用下降（包括胰岛素抵抗和胰岛素水平降低）。而糖尿病合并血脂异常的危害主要是动脉粥样硬化。

肥胖是2型糖尿病发生、发展的基础原因，其机制与脂毒性有关。诚如

Joslin 在《糖尿病手册》中所言:“糖尿病因肥胖而产生,也因肥胖而死亡。”著名的英国糖尿病前瞻性研究(UKPDS)证明,2 型糖尿病单纯血糖控制并不能达到降低糖尿病大血管合并症的目的,因为糖尿病动脉粥样硬化斑块的形成过程与代谢综合征的多个危险因素有关,尤其是常见的血脂紊乱,这也或是 Denis McGarry 为什么提出糖尿病名称宜改为“糖脂病”的原因。因此,美国国家胆固醇教育计划的成人教育指南Ⅲ(NCEP-Ⅲ)增加了“糖尿病是冠心病(CHD)的等危症”的内容。

从以上可以看出,脂代谢紊乱是 2 型糖尿病的启动因素,而糖尿病发生后脂代谢紊乱又是糖尿病慢性并发症发生、发展的重要因素。脂毒性→糖尿病→脂代谢紊乱→慢性并发症(特别是动脉粥样硬化),在这一基本病理过程中,脂代谢紊乱的脂毒性作用扮演了主要角色。因而,在糖尿病超强化治疗及其血管并发症的全面防治体系中,调脂降黏与减肥、积极治疗脂肪肝,尤其是对肝脏代谢能力的提升和损伤的修复无疑是一个重要环节。

根据英国纽卡斯尔大学的 Roy Taylor 教授“2 型糖尿病缓解临床试验”后期研究结果显示,肝脏甘油三酯和胰腺脂肪含量决定着 2 型糖尿病的逆转和复发与否,所以调脂对糖尿病治疗及其预后转归具有重要意义。

3. 调脂策略包括药物与非药物疗法两大类 非药物疗法中,中医糖尿病药膳与低脂饮食、戒烟酒与运动最为重要,要保持理想的体重,防止肥胖。过多地摄入饱和脂肪酸与糖尿病患者血清中总胆固醇和 LDL-C 水平密切相关,故甘油三酯明显升高时应严格限制脂肪餐和避免饮酒。合理饮食、运动能降低 LDL-C 水平到 0.39~0.65mmol/L。

控制高血压与高血糖也是重要的调脂措施。

抗氧化治疗利于改善脂毒性所致的胰岛素抵抗,也是不可或缺的内容。

中药在防治糖尿病并发症、迅速改善症状、无或较小的毒副作用等方面,较西药有着突出优势,这一点已成为医界共识,调脂中药的使用在糖尿病超强化药物治疗方案中有着重要地位。

常用的调脂中药:经现代中药药理研究证实的有生山楂、何首乌、当归、葛根、丹参、决明子、黄精、淫羊藿、绞股蓝、刺五加、三七、茶叶等。其中有一些中药还有较好的降糖、抗炎、抗氧化自由基等综合作用。中成药如血脂康、荷丹片等。

调脂顺序：

(1) 首先治疗 LDL-C 的升高及 LDL 成分的改变。对于无心血管疾病、无周围血管病的糖尿病患者，如 LDL-C > 2.6mmol/L，则先采用中医糖尿病药膳食疗、低脂饮食和运动疗法，如 LDL-C > 3.4mmol/L 则采用中药治疗。有心血管疾病、心脏支架、搭桥的糖尿病患者，LDL-C > 2.6mmol/L 即应同时采用中医糖尿病药膳作为基础措施，加必要的抗血小板、抗凝、稳定斑块药物、适当运动及低脂饮食，使 LDL-C 水平达到< 2.6mmol/L 的目标。

(2) 再者是升高 HDL-C 浓度。首先是保持理想的体重，多运动、戒烟酒和低脂饮食，中医糖尿病药膳治疗则是基础措施。

(3) 降低甘油三酯(TG)浓度。其法有二：①采用中医糖尿病药膳食疗，有效控制血糖，降低甘油三酯水平；②降脂中药。

降脂标准：

LDL-C 是冠心病预防的重要目标，其控制标准值以< 2.6mmol/L 为最佳，比以往的< 3.38mmol/L 更为严格。将 HDL-C 标准从< 0.9mmol/L 增至< 1.0mmol/L。TG 切点< 1.7mmol/L 为正常，1.7~2.2mmol/L 为边缘性增高，2.2~5.6mmol/L 为增高，≥ 5.6mmol/L 为非常高。

抗炎——糖尿病治疗的一个重要策略

1. 2 型糖尿病和肥胖是一种慢性炎症疾病　1993 年 Hotamisligil 等在动物实验中发现脂肪细胞可表达一种促炎症细胞因子——肿瘤坏死因子 -α (TNF-α)，首次提出了血浆促炎症细胞因子的表达增高与胰岛素抵抗的关系。1996 年 Lundgren 和 Freedman、1997 年 Vgontzas、1998 年 Dandona 等发现体重指数(BMI)与血浆 TNF-α 浓度间有明显的相关性，从而揭示了肥胖是一种炎症状态。在随后的相关研究中陆续发现，葡萄糖摄入可诱发急性氧化应激和炎症反应；饮食摄入过多可产生促氧化和促炎症作用。而肥胖者控制饮食 4 周后其氧化应激明显降低，而一些炎症敏感蛋白、纤维蛋白原、血清黏蛋白等增高可预测体重的升高。肥胖与炎症的研究使人们联想到与胰岛素抵抗有关的 2 型糖尿病。Freeman 等首次提出，在中年男性中 CRP 是独立于其他糖尿病危险因子预测糖尿病的重要指标。Vozaarva 等在对 Pima 印第安人的研究中发现，高白细胞计数可预测糖尿病的发生。这些证据均提示 2 型糖尿病是一种慢性炎症疾病。

炎症在 2 型糖尿病发生中可能的机制，是与炎症因子的基因多态性有关。启动多态性共存使肥胖者中糖耐量异常者转化为糖尿病的危险性增加 2 倍。此外，过量摄食、肥胖、FFA 增高、血瘦素水平增高以及感染、吸烟、精神紧张等均可致氧化应激增高，促炎症转录因子活性增高，从而产生一系列促炎症反应。这些炎症因子可能通过干扰胰岛素信号传导而诱发胰岛素抵抗，还可导致 β 细胞功能受损，使血糖升高。而慢性高血糖状态本身也可导致氧化应激的增高，进一步加强炎症反应。

2. 动脉粥样硬化是炎症性疾病 糖尿病大血管合并症主要是动脉粥样硬化，而它也是一种炎症性疾病。2 型糖尿病患者中胰岛素抵抗与慢性高血糖状态均参与了这种炎症过程。一氧化氮(NO)的生成下降和活性下降可能是 2 型糖尿病患者动脉粥样硬化斑块不稳定的主要始动因素。大量文献均支持 CRP 与动脉粥样硬化密切相关。

炎症和血栓形成是导致动脉粥样硬化和急性心脑血管事件发生的基础。防治各种心血管危险因素，在一定程度上也是针对炎症，防止血栓形成。

保证血管内皮结构和功能的完整性是防止动脉粥样硬化的重要因素。糖尿病时高血糖、高血压、高血脂、高血凝状态均可促进动脉粥样硬化。

动脉粥样硬化是可逆的，通过有效的防治可使斑块稳定甚至消退，为此要力保血管内皮结构和功能完整，降低脂质的沉积与修饰，抑制炎症细胞的活动，改善血管平滑肌细胞的增生与分化，抑制血小板黏附、聚集，调控血凝和纤溶，从细胞和分子水平进行干预。又因动脉粥样硬化与遗传、环境因素有关，故还要加强宣教，从生活方式、心理行为、社会经济多方面综合干预。

3. 抗炎治疗方案 基于炎症过程在 2 型糖尿病大血管并发症发生、发展中的重要作用，以及炎症因子对动脉粥样硬化的预测价值，降低炎症状态可能降低大血管并发症的发生率和死亡率。

经现代中药药理研究证实的常用抗炎中药有：黄芪、淫羊藿、丹参、女贞子、当归、葛根、黄精等。这些药物还有抗应激、抗氧化等综合作用。

非药物疗法：由于在遗传背景下，高热量饮食、肥胖、烟酒嗜好、精神紧张、胰岛素抵抗以及高血糖均可使氧化应激增强，产生炎症因子，而这些炎症因子通过炎症进程进一步加重胰岛素抵抗、代谢损伤以及导致胰岛衰竭，并在大血管并发症的发生、发展中起着重要作用。因此，抗炎治疗还应从基本的中医糖尿病药膳食疗（降低热量摄入和改善饮食结构）、减肥、睡眠教育、中医导引术以缓解紧张心理状态等入手，以期全面抗炎，这将对全面控制代谢紊乱，预防和治疗2型糖尿病大血管并发症有重要意义，因而也是糖尿病超强化治疗的一个重要组成部分。

β细胞再生治疗的前景与肝代谢能力的恢复

与1型糖尿病的病因是胰岛β细胞的毁损相类似，2型糖尿病同样存在β细胞的进行性衰竭。如何使β细胞再生加速、凋亡减缓，是2型糖尿病治疗的又一项重要课题。Jacob Sten Petersen在《糖尿病治疗进展》一文中指出表皮生长因子（EGF）有可能使胰腺导管分化发育为成熟的β细胞，而用于治疗糖尿病。在1型糖尿病、2型糖尿病动物模型中使用EGF和胃泌素联合治疗取得了成功。

2型糖尿病模型动物沙鼠（Psammomys obesus）是一种沙漠地区的啮齿类动物，在高热量饮食条件下可自发出现高胰岛素血症，随后出现高血糖和胰岛素水平下降。高血糖直接诱导β细胞凋亡，使其数量减少。其病理过程和人类的2型糖尿病发病非常相似。对发生糖尿病的Psammomys obesus用EGF和胃泌素治疗3周后即可见到治疗组的糖化血红蛋白（HbAlc）含量显著下降，胰腺中β细胞数量显著增高。

这些研究表明，成熟个体的β细胞可以再生。经过生长因子治疗，实验动物的胰岛素水平升高，β细胞数量增加，且形态也得到改善，较少出现脱颗粒和脂肪堆积，逆转了糖尿病的进程。

还要特别提出的是，肝脏是一个主代谢器官，是代谢枢纽。2型糖尿病的本质是代谢病，调肝则是最为重要的研究方向和恢复自我控糖能力和代谢能力的关键所在。因此，在再生治疗过程中，以中医糖尿病药膳为主的生活方式干预的联合治疗仍显得十分重要，采用中医糖尿病药膳及低热量饮食、中医经穴和反射区康复治疗及导引术、加强运动、戒烟酒、防治肥胖和脂肪肝则是重要的基础措施。恢复肝脏和胰岛功能的中药，在促肝细胞和β细胞再生、减缓其凋亡方面的价值也不容忽视，常用中药多为疏肝保肝、活血化瘀和化痰祛浊之品，如柴胡、郁金、鬼箭羽、三七、川芎、桃仁、红花、莪术、荷叶、生山楂、酒大黄、当归、黄精、茯苓、赤芍、葛根、地龙等。中成药可选大柴胡颗粒合用血府逐瘀丸、鳖甲煎丸（有脂肪肝者）、二陈丸等。

清除肝胰脂肪以防死灰复燃

是否能逆转以及逆转后“死灰复燃”的关键在哪里？ Roy Taylor 教授2019年底在世界著名杂志 *Cell Metabolism* 揭示：“糖尿病逆转”只有在肝脏甘油三酯和胰腺脂肪含量较低的情况下才有可能发生，而且明确了肝脏甘油三酯和胰腺脂肪含量升高，会终结糖尿病的“蜜月期”，症状就会死灰复燃。可见，修复代谢损伤，增强肝系统代谢能力，清理肝内沉积的甘油三酯并防止向胰腺的外溢，调整和恢复肝系统功能，是预防逆转后复发的关键所在。毫无疑问，“从肝论治”就是防止“死灰复燃”的预防原则，疏肝和枢则是治疗大法，中药则以调肝和枢汤（柴胡、白芍、人参、黄精、黄芪、山药、白术、茯苓、山茱萸、佛手、葛根）合二陈汤化裁为治疗工具，尽量避免肝毒性化学降脂药的使用。

综上所述，在糖尿病超强化治疗体系中，包含了药物与非药物两大基本要素。药物以中药为主，药物组方思路是以疏肝和枢为核心；非药物则以糖尿病药膳为核心，选择调肝和枢的药食同源中药，与低肝抗胰岛素指数营养物质相结合，联合强化生活方式干预。充分发挥中药调肝治本，药膳快速控糖稳糖并提供丰富平衡营养的作用，具有系统控糖、降脂、降黏、抗炎、代谢损伤修复和再生治疗、预防逆转后复发“标本兼治”的综合优势，可以安全有效地纠正多种代谢紊乱，全面提升康复效果，大幅提升糖尿病逆转概率和质量，有效降低逆转后的复发率。

第二节 从肝论治糖尿病辨证分型与治疗大法

从肝论治糖尿病辨证分型

依据现代医家廉波、苗建英等中医学者的研究，总结出“从肝论治消渴病”的中医分型及其治法如下。

一、苗氏分为五型

1. 肝郁气结，化火伤津　治当疏肝清肝、养阴生津；
2. 肝郁犯胃，气失和降　治以疏肝和胃降逆；
3. 脾虚肝郁　治当健脾柔肝、疏肝；
4. 肝阴不足　治疗方面，在心理开导的同时，应用养肝柔肝疏肝之法；
5. 肝肾亏虚，风阳内动　治当滋补肝肾，平肝潜阳。

（苗建英. 调肝法在糖尿病治疗中的应用 [J]. 山西中医学院学报，2000，1(4)：39-40.）

二、廉氏分为三型

1. 肝气郁结型；
2. 肝火上炎型；
3. 肝阴不足型。

（廉波，王达，亓翠玲，等. 糖尿病从肝论治分析 [J]. 长春中医学院学报，2001，17(4)：14.）

传统治肝大法

一、《黄帝内经》治肝三法

辛以散之，酸以敛之，甘以缓之。后人立方，合三法为一方，谓之逍遥散。用柴胡为君，以为辛散，用白芍以为酸敛，用炙草以为甘缓。

二、李冠仙《知医必辨》治肝七法

心为肝之子，急则泻其子，一法也；肾为肝之母，虚则补其母，二法也；肺为气之主，肝气上逆，清金降肺以平之，三法也；胆在肝叶之下，肝气上逆，必夹胆火而来，其犯胃也，呕吐夹酸夹苦，酸者肝火，苦者胆火，宜平其胆火，则肝气亦随之而平，所谓平甲木以和乙木者，四法也；肝阳太旺，养阴以潜之，不应，则用牡蛎，玄武版介属以潜之，所谓介以潜阳，五法也；肝病先实脾，是仲景法，六法也；亦有肝有实火，轻则用左金丸，重则用龙胆泻肝汤，亦应手而愈，七法也。

三、王旭高治肝三十法辑按

《西溪书屋夜话录》是清代名医王旭高（字泰林）所著，亦是王氏医学之代表性著作。本书的主要成就在于对肝胆疾病治疗的系统研究，是较早论述肝胆辨治的专门性医籍，为后世肝胆病的诊治打下了重要基础，是目前中医治肝的重要参考之作。今特辑其治肝三十法，并间加评按以明其理。

“肝气、肝风、肝火三者同出异名。其中侮脾乘胃，冲心犯肺，挟寒挟痰，本虚标实，种种不同，故肝病最杂而治法最广。姑录大略于后。”

按：本段为全篇之纲领，提出肝病有肝气、肝风、肝火之分，及其有病常冲犯三焦诸脏等病理特点，这与肝（胆）处中焦，为三焦诸脏气机升降出入之枢纽是分不开的。因而明确肝（胆）为人身气枢这一生理概念，对于肝胆疾病乃至三焦诸脏之疾的辨治均有重要意义，故《读医随笔》云：“医者善于调肝，乃善治百病。”然而调肝之法莫过于“木郁达之”。达，通达疏畅肝（胆）气枢也，其中“疏肝理气”当为其首法。所以然者，肝(胆)为三焦诸脏气枢故也。王氏治肝三十法亦然。(刘渡舟，杨波. 肝胆源流论 [M]. 北京：人民卫生出版社，2016.)

第一法，“一法曰：疏肝理气。如肝气自郁于本经，两胁气胀或痛者，宜疏肝，香附、郁金、苏梗、青皮、橘叶之属。兼寒加吴萸；兼热，加丹皮、山栀；兼痰，加半夏、茯苓。”

第二法，“一法曰：疏肝通络。如疏肝不应，营气痹窒，络脉瘀阻，宜兼通血络，如旋覆、新绛、归须、桃仁、泽兰叶等。”

第三法，“一法曰：柔肝。如肝气胀甚，疏之更甚者，当柔肝，当归、杞子、柏子仁、牛膝。兼热，加天冬、生地；兼寒，加苁蓉、肉桂。”

第四法，“一法曰：缓肝。如肝气甚而中气虚者，当缓肝，炙草、白芍、大枣、橘饼、淮小麦。”

第五法，“一法曰：培土泄木。肝气乘脾，脘腹胀痛，六君子汤加吴茱萸、白芍药、木香。即培土泄木之法也。”

第六法，“一法曰：泄肝和胃。肝气乘胃，脘痛呕酸，二陈加左金丸，或白蔻、金铃子。即泄肝和胃之法也。”

第七法，“一法曰：泄肝。如肝气上冲于心，热厥心痛，宜泄肝，金铃、延胡、吴萸、川连。兼寒，去川连，加椒、桂；寒热俱有者，仍入川连，或再加白芍。盖苦、辛、酸三者，为泄肝之主法也。”

第八法，“一法曰：抑肝。肝气上冲于肺，猝得胁痛，暴上气而喘，宜抑肝，如吴萸汁炒桑皮、苏梗、杏仁、橘红之属。”

按：以上为肝气病治八大法，即疏肝理气、疏肝通络、柔肝、缓肝、培土泄木、泄肝和胃、泄肝、抑肝法。但第一法疏肝理气所列之药，当有柴胡一味，可能有脱误。从此八法所治肝气之病中可以看出，肝气除自逆本经、本脏之外，又常上冲心肺，中则横犯脾胃。虽未云犯及下焦肾、膀胱、大小肠、胞宫等，但应知其肝气下乘而为癃闭、溲溺不利、小腹痛、腰痛、妇人经带诸疾等皆是。肝胆处中焦，为三焦诸脏气机升降出入之枢纽，故其肝气为病则常冲犯三焦、病及诸脏，所以“疏肝理气”之法不但为肝气病治之首法，而且对三焦诸脏气机失调之疾亦有着重要意义。(刘渡舟,杨波.肝胆源流论 [M].北京:人民卫生出版社,2016.)

“肝风一证,虽多上冒巅顶,亦能旁走四肢。上冒者,阳亢居多。然内风多从火出,气有余便是火,余故曰肝气、肝风、肝火,三者同出异名,但为病不同,治法亦异耳。”

按:此为肝风病治提纲。肝,足厥阴,应风木,故肝风亦为肝病常见之证。肝风属于内风,如肝阳化风、热极生风、阴虚生风等,此与外风截然不同,当详审,然而有时外风又可引动内风,内外合邪,又不可不知。《素问·至真要大论》云“诸暴强直,皆属于风”,“诸风掉眩,皆属于肝”。当参此为辨。(刘渡舟,杨波.肝胆源流论 [M].北京:人民卫生出版社,2016.)

第九法,“一法曰:熄风和阳,如肝风初起,头目昏眩,用熄风和阳法,羚羊、丹皮、甘菊、钩钩、决明、白蒺藜。即凉肝是也。”

第十法,“一法曰:熄风潜阳。如熄风和阳不效,当以熄风潜阳,如牡蛎、生地、女贞子、玄参、白芍、菊花、阿胶。即滋肝是也。”

第十一法,“一法曰:培土宁风。肝风上逆,中虚纳少,宜滋阳明,泄厥阴,如人参、甘草、麦冬、白芍、甘菊、玉竹。即培土宁风法,亦即缓肝法也。”

第十二法,“一法曰:养肝。如肝风走于四肢,经络牵掣或麻者,宜养血熄风,生地、归身、杞子、牛膝、天麻、制首乌、三角胡麻。即养肝也。”

第十三法,“一法曰:暖土以御寒风,如《金匮》《近效》白术附子汤,治风虚头重眩苦极,不知食味。是暖土以御寒风之法。此非治肝,实补中也。”

按:以上论肝风病治五大法,即息风和阳、息风潜阳、培土宁风、养肝、暖土御寒风。其中“培土宁风”“暖土以御寒风”两法,名曰治肝,实则为直接治脾(胃)而间接治肝也,乃得“见肝之病,知肝传脾,当先实脾”之妙。(刘渡舟,杨波.肝胆源流论 [M].北京:人民卫生出版社,2016.)

“肝火燔灼,游行于三焦,一身上下内外皆能为病,难以枚举。如目红颧赤,痉厥狂躁,淋秘疮疡,善饥烦渴,呕吐不寐,上下血溢皆是。”

按:此为肝(胆)火病治之提纲。夫木运,厥阴司天为风,少阳在泉为相火。是以肝胆内寄相火,主乎春令,其气温热,气善生升,故其为病常多火化。

肝为一身气机升降出入之枢纽，故火又易随气出入而多冲逆三焦，亦即王氏所谓“游行三焦，一身上下内外”之意。肝藏血，所以能藏之故，全赖肝为气枢，若肝气升降出入正常，则所藏之血无扰，若肝火冲逆，则气枢悖乱，肝血不藏，故为上下溢血等血证诸候。治当清肝、凉肝、和气以安血。（刘渡舟，杨波. 肝胆源流论 [M]. 北京：人民卫生出版社，2016.）

第十四法，“一法曰：清肝。如羚羊、丹皮、黑栀、黄芩、竹叶、连翘、夏枯草。”

第十五法，“一法曰：泻肝。如龙胆泻肝汤、泻青丸、当归龙荟之类。”

第十六法，“一法曰：清金制木。肝火上炎，清之不已当制肝，乃清金以制木火之亢逆也，如沙参、麦冬、石斛、枇杷叶、天冬、玉竹、石决明。”

第十七法，“一法曰：泻子。如肝火实者兼泻心，如甘草、黄连，乃‘实则泻其子’也。”

第十八法，“一法曰：补母。如水亏而肝火盛，清之不应，当益肾水，乃‘虚则补母’之法，如六味丸、大补阴丸之类。亦乙癸同源之义也。”

第十九法，“一法曰：化肝。景岳治郁怒伤肝，气逆动火，烦热胁痛，胀满动血等证，用青皮、陈皮、丹皮、山栀、芍药、泽泻、贝母，方名化肝煎，是清化肝经之郁火也。”

第二十法，“一法曰：温肝。如肝有寒，呕酸上气，宜温肝，肉桂、吴萸、蜀椒。如兼中虚胃寒，加人参、干姜，即大建中汤法也。”

按：此论肝火病治七大法，即：清肝、泻肝、清金制木、泻子、补母、化肝、温肝。其中化肝法是治肝胆郁火者，补母法是用于肝阴亏火旺者，而温肝一法则是用于下焦阳虚、浊阴激动龙雷之火上浮者，实为治虚寒之法。其清金制木、泻子、补母三法之用，是据五行生克原理控制规律而设的，这与直接治疗肝（胆）本脏者不同，当详察。（刘渡舟，杨波. 肝胆源流论 [M]. 北京：人民卫生出版社，2016.）

第二十一法，“一法曰：补肝。如制首乌、菟丝子、杞子、枣仁、萸肉、芝麻、沙苑蒺藜。”

第二十二法，“一法曰：镇肝。如石决明、牡蛎、龙骨、龙齿、金箔、青铅、代赭石、磁石之类。”

第二十三法，“一法曰：敛肝。如乌梅、白芍、木瓜。”

“此三法，无论肝气、肝风、肝火，相其机宜，皆可用之。”

按：此论肝病应变的三种治法，即补肝、镇肝、敛肝。补肝者，以治肝阴、阳之虚；镇肝即今之平肝，以治肝阳上亢之证；敛肝者，收敛肝之气，以治肝气过用、散发太过之疾。最后一段是以上三法之小结，谓用之当“相其机宜”，灵活化裁。（刘渡舟，杨波．肝胆源流论[M]．北京：人民卫生出版社，2016.）

第二十四法，“一法曰：平肝。金铃、蒺藜、钩钩、橘叶。”

第二十五法，“一法曰：散肝。‘木郁则达之’，逍遥散是也。‘肝欲散，急食辛以散之’，即散肝是也。”

第二十六法，“一法曰：搜肝。外此有搜风一法。凡人必先有内风而后外风，亦有外风引动内风者，故肝风门中，每多夹杂，则搜风之药，亦当引用也，如天麻、羌活、独活、薄荷、蔓荆子、防风、荆芥、僵蚕、蝉蜕、白附子。”

按：此三法不同于肝气、肝风、肝火之治，它是依肝脏本身的特殊性制定的。其中平肝一法，含义不同于现在通常所讲的用治肝阳上亢证的平肝潜阳法，而是平肝气之惊乱；散肝法，用于肝气郁结，疏泄不及之证，这与首条疏肝理气法主治的肝气太过而逆乱者有异，虚实不同，尤当明察；搜肝法，主要用于外风内入，侵犯肝经或脏腑，或引动内风之证。（刘渡舟，杨波．肝胆源流论[M]．北京：人民卫生出版社，2016.）

第二十七法，“一法曰：补肝阴。地黄、白芍、乌梅。”

第二十八法，“一法曰：补肝阳。肉桂、川椒、苁蓉。”

第二十九法，“一法曰：补肝血。当归、川断、牛膝、川芎。”

第三十法，“一法曰：补肝气。天麻、白术、菊花、生姜、细辛、杜仲、羊肝。”

按：此论补肝四大法，用于肝之气、血、阴、阳之虚证。但其中所列之药间有欠妥之处，如肝血虚用川断、补肝气用菊花等皆是。故学者当灵活变通，切勿胶柱鼓瑟，刻舟求剑。（刘渡舟，杨波．肝胆源流论[M]．北京：人民卫生出版社，2016.）

结语

以上论述了治肝三十法，虽然有简略之感，但却为古来治肝之楷模。

由于作者所处时代的局限性及后来传抄致误，三十法之论难免出现欠妥、缺陷之处。正如《肝病证治概要》所指出的：①叙证过简，语多重复罗列，如“培土宁风……”一节，总共43字，重复者达23字之多，其云补肝、柔肝，皆只是名异实同。②有些治法举例用药欠当，如抑肝法，列举桑皮、苏梗、橘红、杏仁等品，远不能概括抑肝之治。而且在所有治肝药队中，竟不列柴胡，这不能不说是一个很大的不足。③个别地方论理欠清，如“肝火证治”中温肝法，非指实火，当是下焦阳虚，浊阴激动龙雷之火上浮所致，但作者交代不清，不免使读者有支离破碎之感。这也可能与该书残缺不全，理论部分存者很少有关。故学者当灵活运用，莫可死拘。（刘渡舟，杨波．肝胆源流论[M]．北京：人民卫生出版社，2016.）

糖尿病前期从肝论治七法

糖尿病前期，是血糖异常但又未达到临床糖尿病血糖标准者。其中根据体型大致将其分为两种：一是超重或肥胖发病，相当于《黄帝内经》所指的“脾瘅”，另一种则是形体不胖或消瘦发病的患者，相当于《黄帝内经》所指的“消瘅”，而“消渴病”就是指临床糖尿病。

2型糖尿病前期大多是胰岛素分泌超量，也就是存在胰岛素抵抗，肝脏是胰岛素抵抗的主要部位，是糖脂代谢的重要器官。这一描述与中医认为的肝为气机之枢纽，枢调机体气血精津等精微物质相符，因而消渴病主要是肝体用之枢纽调节作用失常所致，因此调肝也是消渴病“脾瘅”“消瘅”时期治疗的重要原则，故徐翔等提出糖尿病前期从肝论治七法。

一、疏肝气，调畅气机

二、清肝热，清中降火

三、养肝血，滋阴清热

四、平肝阳，滋阴降逆

五、通肝络，活血化瘀

六、暖肝阳，温经散寒

七、泻肝浊，化湿导滞

（徐翔，倪青.糖尿病前期从肝论治七法[J].环球中医药，2020，13(4)：717-719.）

从肝论治糖尿病十三法

肝脏是人体气机之枢纽，其核心功能是主疏泄，性喜条达而恶抑郁，体阴而用阳，内寄相火。因此，调肝之法就是强化和恢复其核心的疏泄能力，顺应其“用阳”而疏肝和畅气枢，顺应其“体阴”而养血柔肝，育阴涵木以制相火。以中医肝胆病经典《肝胆源流论》为主要文献线索，我们梳理了自东汉时期医圣张仲景《伤寒杂病论》经方、唐朝药王孙思邈《千金方》、明代李时珍《本草纲目》等历代医籍治肝方药经验，结合我们三十余年“从肝论治糖尿病”的临床成果，总结归纳如下。

第一法：疏肝和枢。肝主疏泄，为一身气机物质运转之枢纽，能疏泄脾胃气血生化之源头，血糖属于中医学的物质范畴，包含在中医学之“血”中，肝藏血具有储藏、调节、化生血液三大功能，依疏泄三焦诸脏气机而通达气血津液于上下内外，故调节血糖必须疏调气机之枢纽，使用柴胡、香附、佛手、炒麦芽、青皮、枳实、玫瑰花等疏调肝气，畅达气化，调节物质、能量、信息代谢，方剂常用四逆散、柴胡疏肝散等。此为“从肝论治糖尿病”的纲领大法。

第二法：疏肝健脾。肝主疏泄，能疏泄脾胃升降运动，一旦肝气不舒，常致脾失健运，故宜疏肝健脾，常用药有柴胡、香附、川芎、薄荷、陈皮、炒麦芽、白术、茯苓等，常用方剂为逍遥丸、加味逍遥丸、紫苏饮等。

第三法：解郁清热。肝为刚脏，体阴而用阳，肝气郁结，郁久化火，治宜疏肝清热，药物宜疏肝解郁之品加清解肝热之药，常用大柴胡汤、丹栀逍遥丸、化肝煎等。

第四法：清肝泻火。肝为刚脏，主怒，肝火易盛，常用药为龙胆草、黄芩、夏枯草、羚羊角、栀子、芦荟、菊花、决明子、赤芍、牡丹皮，常用方剂为龙胆泻肝丸、当归龙荟丸等。

第五法：平肝息风。肝性主动，主风，肝之阴血不足常会导致肝风内动、肝阳上亢，常用药为天麻、钩藤、龟板、龙骨、牡蛎、石决明、白蒺藜等，常用方剂为天麻钩藤饮、镇肝熄风汤、羚羊角汤等。

第六法：敛肝缓急。肝性主动，易于升散，其体主筋，肝之阴血不足，常致肝气过散，筋体失柔，宜敛肝缓急、滋润肝体，常用药有五味子、白芍、乌梅、山茱萸、生牡蛎、木瓜等，常用方剂有芍药甘草汤、一甲复脉汤、二甲复脉汤、三甲复脉汤、加减复脉汤等。

第七法：柔肝滋阴。肝为刚脏，体阴用阳，肝阴不足，肝体失柔，则宜滋阴柔肝，常用白芍、木瓜、当归、枸杞、桑椹、龟板、地黄等，常用方剂滋水清肝饮、一贯煎、当归芍药散等。

第八法：调强肝肾。肝肾同源，精血互化，糖尿病日久常会累及肝肾，耗伤阴精，常用枸杞、桑椹、制何首乌、牛膝、熟地黄，常用方剂为调肝汤、杞菊地黄丸、大补阴丸等。

第九法：强肝养血。肝藏血，其体阴柔，肝血不足，宜用白芍、地黄、当归、阿胶等，常用方剂有强肝汤、调营敛肝饮、四物汤、阿胶养血汤等。

第十法：强肝温阳。用于肝肾气虚，精血亏损、命门衰弱证，常用药有肉桂、附子、肉苁蓉、巴戟天、淫羊藿、菟丝子、杜仲、枸杞、桑椹、何首乌、山茱萸等，常用方剂为五子衍宗丸、归肾丸、七宝美髯丹等。

第十一法：暖肝行气。用于阳气不足或寒气停滞、肝气郁滞证，常用药物有吴茱萸、桂枝、乌药、茴香、沉香、橘核等，常用方剂为暖肝煎、天台乌药散、吴茱萸汤、温经汤等。

第十二法：理肝化瘀、化浊消积。肝气久郁，痰血瘀阻，痞积胁下，常用药物有枳实、郁金、莪术、鬼箭羽、鳖甲、酒大黄、桃仁、红花、藏红花、三七、虎杖、茯苓、白术、荷叶、半夏、决明子、薏米、蜂房、陈皮等，常用方剂为鳖甲煎丸、膈下逐瘀汤、大七气汤、枳实消痞丸等。

第十三法：温肝和营、通经活络。用于肝血不足、阳气亏虚、寒凝经脉经络失畅之证，常用药物有当归、桂枝、地龙、鸡血藤、苏木、伸筋草、白芍、赤芍、吴茱萸、细辛、乌药、茴香、沉香、全蝎、蜈蚣、肉桂、制附子、川乌、草乌、炙黄芪、大枣等，常用方剂为当归四逆汤、当归四逆加吴茱萸生姜汤、黄芪桂枝五物汤等。

从疏肝论治消渴法

消渴病论治虽多立足于滋阴清热，遵循“三消”分治，但无论从肺、从胃、从肾论治，吕仁和教授认为，其本质不离肝，从肝论治应占主导地位。

《灵枢·本脏》曰“肝脆则善病消瘅易伤”，说明肝体柔弱者易出现消渴。《灵枢·五变》曰：“怒则气上逆，胸中蓄积，血气逆留，腹皮充肌，血脉不行，转而为热，热则消肌肤，故为消瘅。”指出了肝气上逆化火可导致消渴病。清代黄元御《四圣心源》曰：“消渴者，足厥阴之病也。”清代叶天士《临证指南医案》记载一则“肝风厥阳，上冲眩晕，犯胃为消”案，明确了肝阳犯胃可致消渴。明代李梴《医学入门》云：“周身掣同麻者……肝气不行也。”可见消渴病并发症也与肝失调达、气血瘀滞密切相关。肝主疏泄，调畅气机，五脏病变均可从肝入手治疗，认为肝与消渴病关系密切，从肝治疗2型糖尿病在清除肝脏代谢废物、增强人体代谢能力、增加胰岛素敏感性、保护胰岛β细胞功能、改善血液黏稠度及微循环等方面效果显著。

无论从中医还是西医角度，肝与2型糖尿病及其并发症的发生、发展均有很大的相关性。调肝法应贯穿2型糖尿病全病程治疗的始终，尤其适用于伴有胰岛素抵抗的患者。吕仁和教授认为肝藏血，同时可调节全身血液代谢，降低血液黏稠度；肝主疏泄，有利于全身代谢废物的排泄。而糖尿病的发生与体内代谢废物蓄积及糖脂代谢紊乱密切相关，所以选用清肝以清泻肝火、清利湿热，清除体内代谢废物；肝以疏通为要，疏通肝气为核心治法。（程亚清，曲海顺，李雪，等. 吕仁和从肝论治2型糖尿病经验[J]. 北京中医药，2021，40(6)：587-590.）

胰岛素抵抗治肝八法

胰岛素抵抗，是现代常见代谢病如肥胖症、糖尿病、高脂蛋白血症、高血压、高尿酸血症和冠心病等所共有的特征。肝脏是糖脂代谢的重要器官，也是胰岛素抵抗的主要部位。

中医认为，肝为气机之枢纽，性喜条达而恶抑郁，主要表现在主疏泄、枢调三焦气机方面，对全身的气、血、津液、精、情志之活动、脾胃之运化均具有重要的枢纽调节作用。肝失疏泄、枢纽调节失常则会导致三焦诸脏气机不利，气血、精气、津液、水谷等物质运行不畅。西医学之血糖、血脂等均包含在中医学气血精津这类物质之内，肝失枢调、疏泄失常，必然导致这些物质代谢受阻，糖脂毒素代谢产物积聚体内，常表现为中医“痰浊瘀阻”之肥胖、脂肪肝为特征的胰岛素抵抗。故解决胰岛素抵抗问题的关键就是恢复肝的枢纽调节（代谢）能力，施以“调肝和枢”之法。李艳杰等提出胰岛素抵抗从肝论治八大方法，并首选“疏肝理气”者，亦意在于此。

第一法：疏肝理气法。

肝为气机之枢纽，若肝气失疏，枢纽调节不利，则三焦气机升降出入（气化）失调，气血精津液化生及运行失常，脏腑十二经功能紊乱。李艳杰等认为，2 型糖尿病胰岛素抵抗时，糖脂等营养物质合成及分解代谢失衡的病理特征与中医学肝气失疏、气化失常的特征相符合，此时机体糖脂利用率降低，且细胞内储存糖原分解增多，引起血糖、血脂升高。故首以疏肝理气为法，这也是从肝论治 2 型糖尿病胰岛素抵抗的基础大法。常以经方四逆散及化裁之方柴胡疏肝散为代表方剂，而药物则用柴胡、香附、郁金、苏梗、青皮、橘叶、枳实、川楝子之属，急躁易怒者加丹皮、栀子，胁痛者加醋延胡索、川楝子等。李艳杰报道，经研究发现，四逆散能通过 11β- 羟基类固醇脱氢酶 1 型 - 糖皮质激素受体抑制肝糖产生，并且纠正脂代谢紊乱，抑制胰岛素抵抗。

第二法：疏肝通络法。

肝为气机之枢纽，能枢调气血精津，主藏血而调节血液运行，唐容川《血证论》指出“凡周身之血，总视血海为治乱。血海不扰，则周身之血无不随之而安。肝经主其部分，故肝主藏血焉。至其所以能藏之故，则以肝属木，木气冲和条达，不致遏郁，则血脉得畅”。肝失疏泄最易影响气机，气为血之帅，气滞则脉络血行不畅留而为瘀，瘀滞心络、肾络、目络等细小络脉，使脏腑功能受损，这与西医学糖尿病患者全血黏度升高、心肾等脏器功能受损与微血管并发症有关的认识相一致。王旭高在《西溪书屋夜话录》中言：“如疏肝不应，营气痹窒，络脉瘀阻，宜兼通血络。”因此对 2 型糖尿病胰岛素抵抗而肝郁明显的患者，应在疏肝理气的基础上加用活血化瘀、疏通肝络之品，如当归尾、桃仁、鬼箭羽等。

第三法：泻肝祛浊法。

李艳杰等提出泻肝祛浊重在清热泄浊，以祛肝之实，大柴胡汤为常用之方。肝气不疏，枢纽失常，加之肥甘厚味壅滞中焦，日久则痰浊郁阻而生内热，痰浊湿热怫郁于内，阻滞脉络，变证丛生，临床多见于以胰岛素抵抗为核心的 2 型糖尿病合并高尿酸血症、脂肪肝等代谢综合征患者，常表现为心烦易怒，口苦口黏，易饥，大便干结，小便淋漓涩痛等症，治以泻肝祛浊为法，予茵陈蒿汤、葛根芩连汤、龙胆泻肝汤一类、以清肝泻浊、祛肝之实。若火扰心神伴有心烦失眠者，合栀子豉汤并加生酸枣仁、首乌藤等；若肝气乘脾，水谷失运者，加鸡内金、炒神曲、炒麦芽；肝热下移大肠见大便干结甚者，加大黄(后下)、决明子、芦荟、虎杖等。现代研究证实，大柴胡汤能够在调和脏腑功能的基础上，多途径改善与胰岛素抵抗有关的指标。

第四法：培土缓肝法。

肝为三焦气机之枢纽，以疏泄枢转为顺，中能疏泄脾胃，调节水谷之运化，正如《血证论·脏腑病机论》所言：“木之性主于疏泄，食气入胃，全赖肝木之气以疏达之，而水谷乃化。”肝脾生理上关系密切，病理上相互影响，尤其是肝旺乘脾，脾虚失健，水谷精微(碳水化合物、脂肪等)对肠道 L 细胞的刺激减少，肠促胰岛素效应减弱，常导致胰岛素分泌滞后。治当以培土缓肝为法，方用经方小柴胡汤、逍遥散之属。若伴食少、便溏者人参、炒白术、茯苓加大用量；若脘痞腹胀、喜嗳气者加甘松、佛手、代代花、梅花等。

第五法：泄肝和胃法。

重在苦辛通降以抑肝之逆，肝气以疏达为尚，胃气以通降为顺，肝胃同居中焦而“主沤”，肝气能疏泄脾胃、助运水谷，若木火上升则土气上逆，胃之通降受损，受纳腐熟失职。临床常见胸脘痞满或胀痛、反酸烧心、纳呆、心烦、口苦等胃肠功能紊乱症状。故治以苦辛通降、泄肝和胃法，方以经方半夏泻心汤、黄连温胆汤之属化裁，行辛开苦降之法。若形体肥胖，头面易出油而油腻者酌加荷叶、红曲、九香虫、五谷虫、酒大黄、生山楂、泽泻以化浊脂。

第六法：柔肝养血法。

重在养阴滋肾以柔肝之体。肝为刚脏，体阴而用阳，主贮藏、化生、调节血液，其体在筋，是故“足受血而能步，掌受血而能握，指受血而能摄”（《素问·五脏生成》）。肝血濡养筋脉而主司肢体运动，运动是决定骨骼肌胰岛素敏感性的重要因素。尤其对于晚期2型糖尿病胰岛素抵抗患者，治疗应以养血柔肝强化“罴极之本”为大法，以柔养筋脉从而增强运动耐力，提高胰岛素敏感性。四物汤为其基本方，若偏于阴虚者可予一贯煎加减；偏于肝血不足者可予当归补血汤加减。肝肾同源，精血互化，尤其是老年患者，治宜在补肝基础上配合滋肾之法，方以杞菊地黄丸加减。若肢体拘挛难以屈伸者，合用《伤寒论》芍药甘草汤并重用白芍，酌加木瓜、伸筋草以舒筋活络；肢体疼痛甚者，加姜黄、丹参、鸡血藤以活血化瘀止痛；四末不温、麻木者，合《伤寒论》当归四逆汤或加桂枝、细辛、吴茱萸、仙茅、淫羊藿温经通络。

第七法：平肝息风法。

重在息风潜阳以平肝之气。该法常用于2型糖尿病胰岛素抵抗伴高血压患者。肝为气机之枢纽，又为藏血之脏，其体阴柔而用阳为刚脏，若阴血充足则肝体柔润，阳气得潜，反之肝阳失于摄纳，上冲于清窍而见头晕胀痛，甚至昏仆中风等。方常用天麻钩藤饮或镇肝熄风汤加减；若手足肌肉瞤动者，可合滋阴潜阳之方，如三甲复脉汤之属，或酌加鳖甲、牡蛎、龟板等药。现代中药药理研究发现，天麻和天麻素可以双向调控胰岛素的分泌，并且能通过降低同型半胱氨酸水平起到提高胰岛素敏感性的作用，尤其适用于糖尿病合并高血压患者。

第八法：抑肝清肺法。

重在清金制木以抑肝之亢。常用于糖尿病木火刑金，肺阴亏耗，皮毛失养而卫外功能亦出现异常者，如2型糖尿病合并泌汗功能异常，烦渴，多汗，怕热，急躁易怒等，汗愈出则津愈伤，燥热益甚则劫阴液，故以抑肝清肺为法，方用泻白散合滋水清肝饮化裁。（李艳杰，倪青．从肝论治2型糖尿病胰岛素抵抗[J]．北京中医药，2022，41(3)：244-247.）

糖尿病并发症调肝四法

糖尿病并发症，中医称之为“消渴病变证”，属临床糖尿病之后的阶段，该阶段以肝之气血失调、络脉瘀滞为基本病理特征。根据近代医家临床经验，对糖尿病胃肠病、糖尿病神经病变、糖尿病肾病及糖尿病男性功能障碍等提出了中医治疗消渴病变证之大法，值得借鉴，故介绍于后。

第一法：糖尿病性胃轻瘫——疏肝理气、化瘀导滞、消痞除满法。

张彤提出糖尿病并发症“胃轻瘫”之疏肝理气、化瘀导滞、消痞除满法，方药以疏肝化瘀汤治疗，取得了较好疗效，总有效率高达90.02%，对照组（多潘立酮片）则为72.5%，两组比较具有显著性差异。（张彤．舒肝化瘀汤治疗糖尿病性胃轻瘫86例[J]．时珍国医国药，2004，15(5)：294.）

第二法：糖尿病周围神经病变——柔肝息风通络法。

糖尿病周围神经病变，属于中医学络脉（含浮络、孙络）疾病，高志生等医家认为，糖尿病周围神经病变属于肝血不足、风邪阻络所致，故提出柔肝息风通络法，用柔肝息风通络汤治疗糖尿病周围神经病变。治疗15天后，治疗组主观症状积分改善、神经体征积分改善，治疗有效率等均优于对照组。（高志生，谢国艳．柔肝息风通络汤治疗糖尿病周围神经病变40例疗效分析[J]．实用中医药杂志，2008，24(1)：4.）

第三法：糖尿病肾病——滋补肝肾法。

“五脏之虚，穷必及肾”，消渴病变证之脏腑亏损规律也是如此，往往发生于脏腑虚损之后的阶段，尤其是糖尿病肾病患者，由于肝肾同源而精血互化，虚病致损亦常肝肾同亏，故裴宏彬等提出滋补肝肾法以治疗糖尿病肾病，疗效确切。临床观察，该法有明显的降低尿蛋白排泄和恢复肾功能的作用。（裴宏彬．滋补肝肾法治疗糖尿病肾病临床观察 [J]. 湖北中医杂志，2004，26(6)：11-12.）

第四法：糖尿病男性性功能障碍——疏肝解郁、化瘀通窍法。

足厥阴肝经抵少腹、络阴器，肝主筋，男子阴茎为“宗筋”所聚，肝主疏泄主情志而藏血，男性性功能乃气血鼓动之力，宗筋乃精血润养之所，故男性性功能障碍，非独肾虚，而与肝之气血盛衰、气枢疏泄关系甚为密切。因此，杨建军等提出治疗男性性功能障碍宜采用疏肝解郁、化瘀通窍法，并取得了较好疗效。据其报道，使用该法治疗研究显示，治疗糖尿病男性性功能障碍32 例，其中显效 8 例，有效 18 例，无效 6 例，服药后显效最快 1 个疗程，最慢 3 个疗程。（杨建军，李必旭．疏肝解郁、化瘀通窍法治疗糖尿病男性性功能障碍 32 例 [J]. 新疆中医药，2004，22(6)：26.）

第三节 从肝论治糖尿病中药

常用药物与常用对药

一、常用药物

疏肝理气：柴胡、佛手、炒麦芽、枳实、青皮、陈皮、香附、薄荷、橘叶、绿梅花、川楝子等。

补肝滋阴：枸杞子、桑椹、山茱萸、何首乌、怀牛膝、女贞子、墨旱莲、熟地黄、龟板胶、生地黄等。

滋养肝血：白芍、当归、熟地、阿胶等。

益肝实脾：人参、黄精、黄芪、山药、山茱萸、党参、灵芝、白术、茯苓、葛根、猪胰脏等。

暖肝助阳：杜仲、沙苑子、吴茱萸、菟丝子、肉桂、肉苁蓉、鹿角胶、鹿茸、海马等。

清肝泻火：龙胆草、黄芩、赤芍、水飞蓟、夏枯草、栀子、芦荟、桑白皮、牡丹皮、羚羊角、酒大黄、天花粉等。

平肝息风：天麻、钩藤、石决明、羚羊角、白蒺藜、龙骨、牡蛎等。

柔肝敛肝：乌梅、木瓜、五味子、白芍、当归等。

理肝化瘀：郁金、莪术、虎杖、延胡索、川芎、酒大黄、玫瑰花、月季花、桃仁、红花、三棱、鬼箭羽、水蛭、土鳖虫、三七等。

理肝散结：鳖甲、牡蛎、海蛤、夏枯草、蜂房、僵蚕等。

化肝祛浊：荷叶、生山楂、泽泻、茯苓、半夏、决明子、炒薏苡仁、大黄等。

调肝明目：菊花、桑叶、决明子、蝉蜕等。

利胆退黄：茵陈、栀子、金钱草、美人蕉、大黄、云芝等。

养肝安神：酸枣仁、合欢皮、合欢花等。

二、常用对药

黄芪伍山药、人参伍黄精、柴胡伍白芍、白术伍茯苓、葛根伍佛手等。

现代研究药食同源类保肝药物

枸杞子、葛根、茵陈、党参、鳖甲、桑椹、当归、乌梅、木瓜、佛手、玫瑰花、麦芽、代代花、姜黄、人参、黄芪、女贞子、何首乌、山茱萸、荷叶、茶叶、沙棘、决明子、金银花、枳椇子、山楂、菊花、罗汉果、五味子、蒲公英、夏枯草、灵芝、丹参、甘草、墨旱莲、沙苑子、芦荟、白芍、白术、吴茱萸、水芹、大蒜等。（王本祥．现代中药药理研究 [M]．天津：天津科学技术出版社，1997.）

现代研究保肝常用处方中药

三七、大黄、升麻、水飞蓟、龙胆草、连翘、青蒿、虎杖、垂盆草、泽泻、茯苓、穿心莲、美人蕉、柴胡、栀子、猪苓、旱莲草、缬草、地耳草、花椒、老鹳草、生姜、西河柳、问荆、当药、梓实、金钱草、山药等。（王本祥. 现代中药药理研究 [M]. 天津：天津科学技术出版社，1997.）

从肝论治糖尿病用药式

肝为气机之枢纽，主宰三焦脏腑之气的升降出入气化活动，贵在清气上升、浊气下降、邪毒外出、精气内藏。消渴病核心机制，乃清浊升降失其常道，五脏柔弱精气失敛，毒邪内瘀不得外泄，气枢失和脏气紊乱，终致痰、湿、浊、瘀、热毒结滞经络，久之癥瘕积聚不免，变证由是以生。故治消渴本病，总以疏肝和枢、升清降浊、强五脏之气化为大法；变证遣药则以化痰祛浊、排湿化热、活血消瘀为要。兹以"从肝论治糖尿病"基本组方用药式介绍如下，供临证参考。

一、消渴病本病遣药

1. 升（清气） 柴胡、葛根。

2. 降（瘀浊） 佛手、苏子。

3. 出（邪毒） 通利二便，开毒邪之出路。利小便主以茯苓、玉米须；通大便主以酒大黄、芦荟；开二便用决明子。

4. 入（强气化、益精血、收精气） 主以人参、黄精、黄芪、山药、白术、灵芝，增强气化能力；白芍、五味子、枸杞子、山茱萸、桑椹子、熟地黄，以补益精血、收敛精气，取义于《素问·五脏别论》"所谓五脏者，藏精气而不泻也"，契合《灵枢·五变》"五脏皆柔弱者，善病消瘅"之经旨。

5. 和（疏肝和枢、畅达上下内外） 宜柴胡、玫瑰花、炒麦芽、鸡内金。

二、消渴病变证（兼证）遣药

1. 痰 半夏、莱菔子、陈皮。

2. 湿 苍术、薏苡仁、茵陈。

3. 浊 生山楂、酒大黄、荷叶。

4. 瘀 三七、鬼箭羽。

5. 热 黄连、栀子、天花粉、知母、麦冬。

6. 癥瘕积聚 枳实、莪术、鳖甲、穿山甲。

7. 脉络瘀阻 地龙、僵蚕；寒者加桂枝、细辛；热者加桑枝、秦艽；肾病加莪术、鬼箭羽、穿山甲；目疾（视网膜病变）加桑叶、菊花；出血期加赤芍、丹皮、墨旱莲、三七；出血后二周加当归、鬼箭羽；出血后期加夏枯草、牡蛎、穿山甲。

三、“从肝论治”遣药之现代中药药理研究依据

以上举例药物中，根据现代中药药理研究结果分析，具有保肝作用，治疗肝胆病有益于肝功能的药物为：柴胡、葛根、佛手、茯苓、玉米须、酒大黄、芦荟、决明子、人参、黄精、黄芪、山药、白术、灵芝、白芍、五味子、枸杞子、山茱萸、桑椹子、玫瑰花、茵陈、生山楂、三七、炒栀子、鳖甲、菊花、墨旱莲、当归、夏枯草，占用药式所用药物的半数以上，体现了“从肝论治糖尿病”的遣药组方法度。

如上为“从肝论治糖尿病用药式”之举例说明，主要是明之以“法”，临床尚需灵活化裁。

第四节 从肝论治糖尿病临床治疗

2型糖尿病的中医辨证分型论治

2017年国家中医药管理局颁布了《消渴病(2型糖尿病)中医诊疗方案》，对消渴病临床分型进行了简化，主证分为肝胃郁热证、阴虚火旺证、气阴两虚证、阴阳两虚证四种证型；兼证分为瘀证、痰湿证两种证型。最为常见和首发的证型就是“肝胃郁热”，疏肝调肝为首法；兼证（消渴病变证）以“瘀”为基础，瘀血阻络、脉络受损为消渴病兼证的基本病理改变。肝主藏血（储藏、调节、化生血液）、主疏泄为人身气机之枢纽，气为血之帅，凡血瘀必调肝，故而在历代本草著作中，凡活血化瘀（破瘀、破血）之品均归经于肝，因此消

渴病兼证之“瘀证”必然以调肝活血、化瘀通络为大法。显然，消渴病及其变证(慢性并发症)的治疗，从肝论治无疑是很重要的治疗策略。

以下是“从肝论治消渴病”临床辨证施治举例，共计介绍了：肝气郁结、肝郁化火(犯肺胃)、肝郁脾弱胃强、肝肾阴虚、肝不藏血、肝肾阳虚六个证型的辨证分型及施治方药，以供临床参考。

一、肝气郁结

【证候】口渴及多饮、多尿、多食、体重下降等“三多一少”症可不明显，但常伴神疲乏力，两胁胀满，情志抑郁，心烦，口苦，舌质淡红或偏红，脉弦。实验室检查血糖高。

【治法】疏肝理气。

【方药】四逆散或逍遥散加减：柴胡、白芍、当归、茯苓、白术、炒枳实、苍术、玄参、荔枝核。

二、肝郁化火(犯肺胃)

【证候】口渴、多饮、多尿、多食易饥、乏力，体重下降，烦热，口苦、便秘、舌红少津，脉滑数或细数。实验室检查血糖高。

【治法】清肝泻火。

【方药】大柴胡汤或丹栀逍遥散加减：柴胡、丹皮、栀子、白芍、当归、黄连、石膏、花粉、知母、玄参、苍术、生地、大黄。口渴明显者，重用花粉、石膏、知母；饥饿感强，重用生地、黄连；便秘者，生大黄后下或加芦荟，燥屎如羊屎干结甚者，合用增液承气汤。

三、肝郁脾弱胃强

【证候】能食而体胖，多饮，尿频，心烦易怒，大便时秘时泻，四肢倦怠无力，舌质淡红，苔白腻，脉弦滑。实验室检查血糖高。

【治法】疏肝健脾，和胃化滞。

【方药】小柴胡汤或加味逍遥散：柴胡、人参、黄芩、半夏、白芍、当归、苍术、生地、陈皮、玄参、大黄、黄连、昆布、莪术、荔枝核。

四、肝肾阴虚

【证候】口渴多饮，尿多形瘦，头晕眼花，腰膝酸软乏力，遗精，舌红少苔，脉弦细。实验室检查血糖高。

【治法】滋补肝肾。

【方药】一贯煎或杞菊地黄汤加减：生熟地、枸杞、白芍、沙参、麦冬、当归、五味子、川楝子、荔枝核、山萸肉、山药、杜仲、白蒺藜。

五、肝不藏血

【证候】口渴欲饮，尿多，伴刺痛夜甚，胁胀，胸闷，多有外伤或手术史，或脑血管疾病后，舌质暗红，舌下脉络瘀紫，苔白或腻，脉弦涩。实验室检查血糖高。

【治法】活血调肝。

【方药】复元活血汤加减：柴胡、花粉、当归、鬼箭羽、桃仁、红花、炮山甲、酒大黄、荔枝核、枸杞、延胡索、丹参、生地。

六、肝肾阳虚

【证候】口干渴，多尿，乏力，肢肿，形寒肢冷，阳痿，足凉，舌质淡，苔白，脉沉弦细弱。实验室检查血糖高。

【治法】温补肝肾。

【方药】肾气丸加味：熟地黄、山萸肉、山药、茯苓、泽泻、炮附片、肉桂、黄芪、红参、蚕蛹、淫羊藿、巴戟天、菟丝子。

消渴兼证或变证分型辨治

一、消渴并目疾

1. 肝郁血瘀

【证候】视力下降，眼底可见微小血管瘤，静脉瘀血串珠样迂曲扩张，也可形成环袢。血管伴有白鞘，并可见有血栓形成。伴胸胁胀，目胀。情绪不良时加重，舌质暗，苔白，脉弦涩。

【治法】疏肝活血明目。

【方药】柴胡疏肝散加减：柴胡、白芍、当归、川芎、枳壳、三七、红花、谷精草、茺蔚子、生蒲黄。

2. 肝肾阴虚

【证候】视力下降，眼底视网膜微动脉小出血点，有灰白色渗出物，伴头晕，腰酸，尿浊如脂，舌红少苔，脉弦细。

【治法】滋补肝肾明目。

【方药】杞菊地黄丸加减：枸杞、生地、菊花、山萸肉、山药、云苓、苍术、玄参、丹皮、泽泻、决明子、白蒺藜、石斛。

3. 肝火灼络

【证候】视力忽降，检查眼睛可见黄斑区和颞上下支血管附近新鲜火焰状出血，伴头晕心烦，面赤，目赤，舌红，苔黄，脉弦数。

【治法】清肝泻火，凉血止血。

【方药】丹栀逍遥散加味：丹皮、栀子、白芍、玄参、生蒲黄、白茅根、大黄炭、血余炭（黄斑区出血视力减退严重，疗效不佳）。

二、消渴并痿证

1. 肝肾阴亏

【证候】下肢酸软，行走困难，关节疼痛，渐有肌肉萎缩，时有抽筋，实验室检查有骨质疏松，舌质偏红、少苔或白薄苔，脉沉弦细。

【治法】滋补肝肾，强筋壮骨。

【方药】虎潜丸加减：熟地、山萸肉、龟甲、鹿角胶、黄柏、知母、枸杞、杜仲、补骨脂、牛膝、牛胫骨。

2. 肝血不充

【证候】四肢软而乏力，下肢尤重，麻木或刺痛或不仁，或有肌肉萎缩，舌质淡，苔白，脉细，爪甲色淡。

【治法】补血柔肝活血。

【方药】四物汤加味：当归、川芎、赤芍、生熟地、鸡血藤、桑叶、白芍、红花。

三、消渴伴淋证

1. 气淋（糖尿病性神经源性膀胱）

【证候】排尿涩滞不畅，排尿时间延长，残余尿多，伴胸胁苦满小腹胀满，舌红，苔白腻，脉弦。

【治法】疏肝理气，行气通淋。

【方药】四逆散加味：柴胡、白芍、枳壳、香附、乌药、牛膝、荔枝核、路路通、大黄、荆芥。

2. 热淋（肝经郁热）

【证候】寒战，发热，尿频，灼热痛，少腹坠胀痛，舌红，苔黄腻，脉弦滑。

【治法】疏利气机，清解通淋。

【方药】大柴胡汤加减：柴胡、半夏、大黄、枳实、黄芩、白芍、冬葵子、野菊花、荔枝核、栀子、蒲公英、泽泻。

四、消渴伴汗证（糖尿病性自主神经病）

自汗（肝虚）

【证候】不热而汗，阵发而来，与环境无关，同情绪相涉，伴心烦躁扰，眠不安，舌质淡或偏红，苔白，脉细弦。

【治法】养血安神，敛肝止汗。

【方药】西苑医院魏子孝教授经验方：桑叶、白芍、夜交藤、生龙牡、蝉蜕、山萸肉、五味子；烦躁失眠甚者，合用《金匮要略》酸枣仁汤；胸满烦惊，甚或躁狂者，以《伤寒论》柴胡加龙骨牡蛎汤化裁。

五、消渴病痛证

1. 肝血不荣

【证候】下肢肌肉拘挛而疼，跛行，夜间疼重，时有抽筋，关节无红肿，局部皮肤无发热。舌质淡苔白，脉细。

【治法】滋补肝血，舒筋止痛。

【方药】四物汤加味：川芎、熟地、当归、赤白芍、木瓜、鸡血藤、柴胡、炙甘草。四末寒凉逆冷较著者，以《伤寒论》当归四逆汤或当归四逆加吴茱萸生姜汤化裁，麻木较甚者则以《金匮要略》黄芪桂枝五物汤化裁治之。

2. 肝郁气滞

【证候】周身胀痛，胸闷脘胀，心烦，易怒，舌淡或偏红，苔白，脉弦。

【治法】疏肝理气止痛。

【方药】四逆散或柴胡疏肝散加减：柴胡、白芍、当归、香附、川芎、木香、太子参、陈皮、苍术、葛根。

六、消渴病胃痞（糖尿病性胃轻瘫）

肝虚脾壅

【证候】症见脘腹痞满，饮食不化，纳呆，伴体倦，舌淡，苔白腻，左关脉弱。服健脾暖胃药不效，此肝阳不振土壅失运之证。

【治法】补肝疏土。

【方药】选柴平汤加减：柴胡、枳壳、厚朴、苍术、当归、半夏、太子参、黄芪、桂枝尖。

七、消渴伴泄泻（糖尿病性腹泻）

肝郁脾虚

【证候】症见肠鸣泄泻，腹痛即泻，泻后痛减，大便为糊状或水样便，无脓血黏液、情绪不畅可加重，黎明或半夜多发作，反复发作难愈，伴有胸满嗳气，容易疲劳，舌质淡苔白，脉弦细。大便常规检测无异常，排除细菌、寄生虫、肿瘤、慢性胰腺功能不良等器质性感染性腹泻。

【治法】疏肝健脾。

【方药】痛泻要方合《伤寒论》乌梅丸加减：白术、人参、防风、白芍、陈皮、桂枝、乌梅、花椒、干姜、黄连、人参、甘草。（王智明. 中医从肝论治2型糖尿病——方药研究和临床应用[M]. 北京：人民卫生出版社，2015.）

从肝论治代谢综合征

全小林教授临床常将经方茵陈蒿汤作为治疗代谢综合征、脂肪肝的基础方，充分体现了代谢综合征“从肝论治”的学术思想。由于代谢综合征包含了“高血糖”这一糖尿病特征性实验室表现，以及与2型糖尿病的“共同土壤”——胰岛素抵抗，因而全小林教授“从肝论治代谢综合征”的策略和临床经验，对消渴病(2型糖尿病)的治疗具有重要参照价值。兹介绍如下。

茵陈蒿汤出自《伤寒论》和《金匮要略·黄疸病脉证并治》，第236条：“阳明病，发热汗出者，此为热越，不能发黄也。但头汗出、身无汗、齐颈而还、小便不利，渴引水浆者，此为瘀热在里，身必发黄，茵陈蒿汤主之。”第260条：“伤寒七八日，身黄如橘子色，小便不利，腹微满者，茵陈蒿汤主之。”《金匮要略·黄疸病脉证并治》：“谷疸之为病，寒热不食，食即头眩，心胸不安，久久发黄为谷疸，茵陈蒿汤主之。”茵陈蒿汤可清热利湿退黄，主治少阳病湿热黄疸甚至腹水。从原文(236条)来看，阳明病“发热，汗出”，为热有向外宣透之象，若“但头汗出，身无汗”，则为热无外越之态。阳明里热炽盛，未及膀胱，膀胱气化功能正常，则小便如常，津得气化，则全身汗出。本条茵陈蒿汤方证应属阳明病之变证，是承阳明证而来。今汗出不畅且小便不利(260条)，表明机体气化功能失常，气不化水，水湿停聚，“湿”与未能外越之“热”郁滞中焦，散漫于肌肤可表现“土”色，故“身必发黄”。《伤寒论》第125条云：“太阳病，身黄，脉沉结，少腹硬，小便不利者，为无血也；小便自利，其人如狂者，血证谛也。”从中可见“小便不利”应属热与湿结，为气分病变，而非热与血结之血分病变，加之该方组成药物并无活血祛痛之品，故本条“瘀热”之“瘀”作“郁”解，为邪热郁滞之意。260条之“腹微满”与小便不利、身黄同见，故为湿热蕴结中焦、土塞木郁所致，而非里热与燥屎内结肠腑所造成的阳明腑实证之腹微满。综上可知，茵陈蒿汤证的主要病机为湿热蕴结(热重于湿)，土塞木郁，肝失疏泄。茵陈蒿汤证的主要表现为腹满、身黄、小便不利、舌红苔黄腻，脉弦滑数。

代谢综合征患者的病因主要以嗜食肥甘厚味为主，湿浊内蕴于中焦脾胃，阻滞气机形成中满；中满久则生热，累及于肝，形成肝胃郁热，影响肝之疏泄。从脂肪肝的形成机制考虑，膏脂、酒浊内蕴为其根本病因，而表现为气机郁滞、血脉凝结，积聚形成。治疗当行气开郁、消膏转浊。从仲景条文叙述来看，茵陈蒿汤证是因阳明里热炽盛，与湿相搏，壅滞中焦，肝失疏泄，邪无出路所致。故治宜清热、利湿、退黄。正所谓“诸病黄家，但利其小便”，“热湿在里者，法当下”，方中茵陈苦辛微寒，为“治黄通药”，春季采收，得春日生升之气，入肝胆脾胃之经，味辛芳香透达，故先煎以去其轻扬外散之性，使其功专苦降，直入于里，清热利湿，为君药。栀子苦寒，“通小便，解五种黄病”，“泻三焦火，屈曲而下行”，“祛湿中之热”，“解三焦热郁”，用为臣药。茵陈与栀子相伍，使湿热从小便而出。佐以苦寒沉降之大黄，“荡涤肠胃，推陈致新”，“通利二便”，使“阳明胃与太阴脾调和”。少量大黄配大量茵陈、栀子，在于但利小便，不利大便。全方寒以清热，苦以燥湿，使湿热去，则小便利、黄自退。

临床茵陈蒿汤的应用越来越广泛，不仅能护肝利胆，还能调节血脂、降低血糖，对代谢综合征的治疗起到了一定作用。徐国萍等认为，茵陈蒿汤可能通过抗脂质过氧化，保护线粒体等细胞器，改善肝功能，对肝细胞损伤进行修复。茵陈蒿汤的有效成分是京尼平，它属于栀子苷的肠道细菌代谢产物。其与茵陈色原酮合用能明显抑制人细胞周期素 A（CCNA）介导的白细胞介素（IL-12）及干扰素 -γ（IFN-γ）等的生成而对肝脏起保护作用。药理研究证实茵陈蒿能够降低奥狄括约肌的紧张度，并明显增加胆汁流量；栀子可以抑制肝细胞炎症病变，促进其再生；大黄能提高胆汁流量和调畅肝内毛细血管，达到利胆退黄之功效。另有实验表明，茵陈蒿汤的利胆作用要显著强于各单味药，可能是药物各成分的互相协同作用，也可能是在煎煮过程中溶出成分发生了变化，从而放大了利胆效应。林曼婷等通过实验发现茵陈蒿汤可明显降低大鼠肝组织甘油三酯含量和血清总胆固醇、血清低密度脂蛋白等，明显增加高密度脂蛋白含量，说明茵陈蒿汤可改善大鼠脂质代谢紊乱的状态。潘竞锵等通过研究发现茵陈蒿汤能降低正常小鼠和四氧嘧啶致糖尿病小鼠的血糖，具有类似双胍类药物与磺脲类药物降糖作用。故治疗上采用茵陈蒿汤清热利湿，治疗糖尿病。

因大多数代谢综合征患者肥胖，故应针对该病的具体表现，将减肥消脂作为基础措施。早期可添加泽泻、山楂、生何首乌、荷叶、决明子等；合并肝功能异常者，及早应用保肝降酶及退黄药物，如夏枯草、垂盆草、马鞭草、水飞蓟、茵陈、五味子等；早期应用活血通络药物尤其是通肝络之药，如丝瓜络、柴胡、地龙、赤芍、郁金、青皮等，可积极预防肝纤维化及肝硬化的发生；合并肝纤维化者，应同时进行抗纤维化治疗，以益气养血、活血化瘀、化痰散结为主，可选用冬虫夏草、红参、黄芪、白术、当归、熟地、丹参、鳖甲、穿山甲、桃仁、红花、水蛭、莪术、牡蛎等药物。（刘代代. 仝小林教授从肝论治代谢综合征的理论探讨和经验总结 [D]. 北京：中国中医科学院，2015.）

第五节 从肝论治糖尿病临床试验研究

四逆散治疗消渴病试验研究

糖尿病是一种由遗传因素和多种环境因素引起，以慢性高血糖为特征的代谢性疾病，可伴随胰岛素分泌绝对不足或相对不足，以及靶组织细胞对胰岛素敏感性降低，引起糖、脂质、蛋白质、水和电解质代谢紊乱综合征，临床常表现为多饮、多食、多尿、体重下降。目前我国糖尿病患者 90%~95% 属于 2 型糖尿病（T2DM），而胰岛素抵抗和胰岛 β 细胞分泌功能障碍是 T2DM 发生发展进程中的两个重要环节。研究发现精神创伤、易激易郁或持久性紧张可诱发或加重糖尿病，这可能由于各种情志刺激影响大脑皮质以及皮质下中枢以致影响脑垂体、肾上腺、胰腺等，即通过神经和内分泌系统影响糖脂代谢而发病。也有研究认为抑郁是糖尿病最常见的心理障碍之一，给患者带来沉重的精神压力。梁绍满等在临床主要用四逆散治疗 2 型糖尿病胰岛素抵抗并发情志异常疾病，并从糖代谢、糖皮质激素方面，采用分子生物学方法探讨四逆散治疗糖尿病胰岛素抵抗的药效作用及其作用机制。

一、实验结论

本实验证明在2型糖尿病大鼠肝脏中11β-羟基类固醇脱氢酶1(11β-HSD1)、糖皮质激素受体(GR)蛋白的含量均明显增高，在运用四逆散干预治疗后，二者均表现出目标蛋白的表达量下降，提示二者之间确实具有相互调节作用。同时，造模大鼠血浆皮质酮(啮齿类动物血浆中的糖皮质激素主要是皮质酮)含量也有升高，在中药治疗后可下降，提示三者之间存在紧密的联系。通过三者之间相互作用，表达上调，从而使肝糖产生过多，导致血糖升高、胰岛素抵抗。本课题的研究表明，四逆散高剂量组随机血糖、空腹血糖、血清胰岛素、胰岛素抵抗指数明显降低，11β-HSD1、GR蛋白表达量也有下降，与模型组比较，差异有显著统计学意义($P < 0.01$)。四逆散低剂量组在血清胰岛素、胰岛素抵抗指数上与模型组比较，差异有统计学意义($P < 0.05$)。高剂量组在降低皮质酮含量方面优于低剂量组($P < 0.05$)。由此可知，经典名方四逆散能有效降低2型糖尿病大鼠血糖水平，其降血糖机理可能与降低肝脏11β-HSD1、GR蛋白表达有关。该研究结果可为丰富中医药防治2型糖尿病胰岛素抵抗从肝论治理论提供依据及作用机制指导。

二、讨论

1. 四逆散从肝论治理论基础　《黄帝内经》中认为肝的生理功能为主疏泄、喜条达而恶抑郁，元代朱丹溪曾经提到“气血冲和，万病不生，一有怫郁，百病生焉”，可见他尤为强调肝的疏泄功能失调引发的情志怫郁在疾病发生的重要地位。明朝戴元礼的《证治要诀·伤食门》提到：“人之饮食由脾入胃，过食伤肝。”清代医家唐容川《血证论》认为：“木之性主于疏泄，食气入胃，全赖肝木之气以疏泄之，而水谷乃化。”均说明了肝与脾胃之间的紧密联系，肝脏促进脾胃的运化水谷的功能。肝的情志失调，气机不畅，导致气血运行受阻，郁而化热，伤津耗液，瘀毒病理产物内生，发为消渴。并且现代健康观念既包含身体健康，又含精神卫生等诸多方面，愈加重视情志方面的治疗，因此在认识到肝失疏泄是糖尿病早期胰岛素抵抗发展变化的基本病理后，现代医家常选用疏肝理气的名方——四逆散来辅助治疗2型糖尿病，以达到降低血糖，减少胰岛素抵抗，增加胰岛素敏感性的目的。

2. 11β-HSD1、GR与2型糖尿病胰岛素抵抗的相关性 11β-HSD1是一种微粒体复合酶体，能催化循环中无活性的糖皮质激素与活性的糖皮质激素之间的转化，进行受体前调节，即糖皮质激素（GCs）与糖皮质激素受体（GR）的结合，改变局部激素生物效应。11β-HSD1广泛分布于肝脏、脂肪组织、脑组织等，有实验研究显示11β-HSD1活性在小鼠的肝、脂肪细胞的不正常升高与胰岛素抵抗和内脏型肥胖的发生有关。11β-HSD1可逆地控制糖皮质激素的代谢，引起GCs浓度变化，影响胰岛素抵抗状态及血糖变化。11β-HSD1能增加组织中GCs浓度，影响血糖变化。并且流行病学提示2型糖尿病存在慢性应激，如易激易郁或持久性紧张可以造成局部组织糖皮质激素水平增高，放大激素效应。长期的慢性应激导致某些升糖激素如胰高血糖素、GCs等不恰当地分泌，导致血糖升高。GR是一种配体激活型核转录因子，糖皮质激素的效应就是由GR介导的。GCs与肝脏GR结合后，使糖异生的两个限速酶表达上调，加速糖异生的过程，对抗胰岛素活性、外周敏感性，从而使肝糖产生过多，血糖升高。（梁绍满，邓小敏．四逆散对2型糖尿病大鼠血糖、11β-HSD1及GR的影响[J]．光明中医，2016，31（19）：2799-2803.）

调肝泻火法治疗胰岛素抵抗试验研究

王智明等人依照“从肝论治”IR，拟“调肝泻火汤”，显示能有效预防高脂饮食大鼠发生IR。（王智明，李道本，陈璐璐，等．调肝泻火汤防治大鼠胰岛素抵抗的实验研究[J]．中国中西医结合消化杂志，2002，10（2）：81-83.）在此基础上又临床观察2型糖尿病患者应用调肝泻火法治疗后，胰岛素抵抗、血脂、炎性标志物C反应蛋白的变化。观察了60例2型糖尿病患者，无自身免疫疾病史，试验前2周无急、慢性感染，采用随机、单盲对照试验，治疗组、对照组各 30 例，治疗组干预用药为自拟“胰康灵合剂”（由调肝泻火法组方的调肝泻火汤制成），每次 125ml，每日 2 次；对照组为二甲双胍，每次 0.25g，每日 3 次，共观察 4 周。试验前后采静脉血，以全自动生化仪检测血糖、血脂，放射免疫法检测胰岛素，据空腹血糖、胰岛素计算胰岛素敏感性指数、HOMA-IR（稳态模型评估胰岛素抵抗指数）评估胰岛素抵抗。C 反应蛋白（CRP）检测用免疫比浊法。结果表明，治疗后调肝泻火法与二甲双胍 2 组空腹血糖（FBG）、胰岛素（Fins）、HOMA-IR、体重指数（BMI）、甘油三酯（TG）、总胆固醇（TC）、CRP 均明显下降（$P < 0.05$）；胰岛素敏感性指数（IAI）明显上升（$P < 0.05$），2 组比较，调肝泻火法组 TG、TC、BMI、CRP 下降更为显著（$P < 0.05$），FBG、IAI、HOMA-IR 两组间比较无显著性差异。

王智明、龚明伟等总结认为，调肝泻火法能显著增加 2 型糖尿病患者的胰岛素敏感性，减轻胰岛素抵抗，疗效与二甲双胍相当，其调脂、减重、降低 C 反应蛋白水平作用优于二甲双胍。（王智明，龚明伟，李葆华，等. 调肝泻火法对 2 型糖尿病患者炎性标志物水平及胰岛素抵抗的影响 [J]. 中医药学刊，2006，24(3)：426-427.）

从肝论治胰岛素抵抗研究

一、“从肝论治”胰岛素抵抗中医理论基础

中医无胰岛素抵抗（IR）的概念，对 IR 的认识源于中医消渴病（糖尿病）防治的研究进展。王智明等提出“以肝为中心调控脏腑气血津液”辨治消渴病，认为肝的功能失调是消渴始动因素，有虚实两端及互现情形，肝的功能失调与消渴的发生、发展、复发有很密切的关系。（王智明，魏子孝. 从肝论治消渴（糖尿病）的理论探讨 [J]. 中国中医基础医学杂志，1999，5(4)：34.）此点与 IR 在 2 型糖尿病发生中的作用非常相似，说明胰岛素抵抗存在中医“肝功能失常”的因素。吕仁和教授指出：“胰岛素抵抗时，糖脂合成及消耗失衡的病理状态与肝失疏泄、气化不利相符合，此时机体利用率降低，且细胞内储存糖原分解增多，引起细胞外血糖升高。”（程亚清，曲海顺，李雪，

等. 吕仁和从肝论治 2 型糖尿病经验 [J]. 北京中医药，2021，40(6)：587-590.）

中医认为，在生理上，肝为气化之本。《黄帝内经》认为肝主疏泄，《血证论》："木之性主于疏泄，食气入胃，全赖肝木之气以疏泄之，而水谷乃化。"清代周学海《读医随笔》："凡脏腑十二经之气化，皆必借肝胆之气化以鼓舞之……"可见肝为气化之本。在病理上，"肝为万病之贼"。朱丹溪："气血冲和，诸疾不生，一有怫郁，百病生焉。"说明肝功能失调为害甚广，除外导致消渴（糖尿病），肝阳上亢致眩晕（高血压）、肝风内动之中风（脑血管病）、肝郁气滞血瘀致胸痹心痛（冠心病）、脉痹（动脉硬化）、肥胖病与中医之肝也有关。中医认为"怒伤肝"，七情不畅可致肝失条达，此乃言其常，但"过食伤肝"不可不知。戴元礼《证治要诀・伤食门》："人之饮食由咽入肝，由肝入脾，由脾入胃，过食伤肝……"肝的功能失调可导致气血津液代谢失常，痰浊瘀血内生而出现肥胖病；《黄帝内经》："肝气衰……天癸绝"，可致闭经（多囊卵巢综合征）等。而胰岛素抵抗导致肥胖、高血压、糖尿病、高脂血症、动脉硬化、多囊卵巢综合征之闭经等，此两者是如此相似！说明 IR 存在中医"肝功能失常"的因素。

二、"从肝论治"胰岛素抵抗的依据

1. 消渴病病因学研究　《灵枢・本脏》中言"肝脆则善病消瘅易伤"，以明论消渴与肝有关，而程益春教授等统计了 333 例糖尿病患者发现：情志不调而致者 119 例，占 35.74%，饮食不节 78 例，占 23.14%，劳逸失度 67 例，占 20.12%，先天不足 12 例，占 3.6%，其他(包括原因不明)57 例，占 17.17%。（程益春，陈金锭，冯建华，等. 消渴平片治疗糖尿病 333 例临床总结 [J]. 山东中医学院学报，1985，9(3)：7-10.）其中情志不调直接与肝有关，饮食不节间接与肝有关（过食伤肝），劳逸失度亦间接与肝有关（"肝为罢极之本"），可见肝在消渴发病中占重要地位，此点与西医学认为 IR 在 2 型糖尿病发病中的地位之观点如出一辙。

2. 胰岛素抵抗的中医临床研究　已见"从肝论治"IR 的临床报道，梁氏治疗证属肝火旺盛、痰瘀互结的 IR 综合征患者，能明显改善症状，降低血压、血糖及血胰岛素水平，调整脂质比例。（梁兴伦，韩明向，徐兆芳，等. 四安胶囊治疗胰岛素抵抗综合征的临床研究 [J]. 安徽中医学院学报，1997，16（1）：16-20.）仝小林、柳红芳等以开郁清胃颗粒（北柴胡、白芍、黄芩、半夏、大黄等）治疗 2 型糖尿病，对胰岛素抵抗有明显的改善作用。（仝小林，柳红芳，朴信映，等. 开郁清胃颗粒治疗 2 型糖尿病胰岛素抵抗的临床研究 [J]. 实用中医内科杂志，2001，15（2）：10-11.）王行宽等以清肝泻心汤（柴胡、栀子、黄连、知母等）治疗 2 型糖尿病，认为该方可能是通过拮抗皮质醇、儿茶酚胺等升糖激素来增加胰岛素敏感性，减轻胰岛素抵抗而治疗糖尿病。（王行宽，王美香. 清肝泻心汤治疗 2 型糖尿病的临床研究 [J]. 中国中医药科技，1997（4）：204.）王智明从 1997 年始以丹栀逍遥散加减治疗 2 型糖尿病，能显著改善胰岛素敏感性、调脂、减重。（王智明. 中医从肝论治 2 型糖尿病——方药研究和临床应用 [M]. 北京：人民卫生出版社，2015.）IR 的中医证型研究中，刘惠文等报道肝火壅盛与 IR 相关。（刘惠文. 张铁忠，李光伟，等. 高血压病患者胰岛素抵抗与中医辨证分型的相关性研究 [J]. 中国中西医结合杂志，1999，19（4）：200-202.）吕仁和教授常常以“清肝法、养肝法、疏肝活血法等改善胰岛素抵抗”。（程亚清，曲海顺，李雪，等. 吕仁和从肝论治 2 型糖尿病经验 [J]. 北京中医药，2021，40（6）：587-590.）

3. “从肝论治”胰岛素抵抗的实验依据　柳红芳等观察开郁清胃颗粒对 2 型糖尿病大鼠肝及骨骼肌胰岛素受体的影响，发现该方能增加胰岛素样生长因子 -1（IGF-1）水平，减少胰岛素受体前抵抗。（柳红芳，仝小林，王庆国，等. 开郁清胃颗粒对糖尿病大鼠肝脏和骨骼肌细胞胰岛素受体的影响 [J]. 北京中医药大学学报，2002，25（2）：35-37.）李道本等人曾提出“从肝论治防治 IR 是治疗 2 型糖尿病的新途径”，（李道本，王智明. 从肝论治防治胰岛素抵抗治疗 2 型糖尿病的理论探讨 [J]. 中国中西医结合消化杂志，2001，9（3）：153.）并据此创立调肝泻火汤，以 Wistar 大鼠进行实验研究，结果：高脂饮食使大鼠胰岛素敏感性指数降低并增加空腹血浆胰岛素、血肿瘤坏死因子 -α 和游离脂肪酸及甘油三酯水平，降低糖耐量，与正常对照组比（$P < 0.01$）；中药调肝泻火汤升高胰岛素敏感性指数、改善糖耐量、降低

空腹血胰岛素、肿瘤坏死因子 -α 及游离脂肪酸（$P<0.01$）和甘油三酯水平（$P<0.05$）。发现中药调肝泻火汤能有效防治高脂饮食所致大鼠胰岛素抵抗，其机制可能是通过作用于受体后环节，调控肿瘤坏死因子 -α 及游离脂肪酸水平而起作用。（王智明，李道本，陈璐璐，等．调肝泻火汤防治大鼠胰岛素抵抗的实验研究 [J]. 中国中西医结合消化杂志，2002，10（2）：81-83.）

三、胰岛素抵抗现代研究的启示

随着对 IR 发病机制的深化认识，现已清楚生理状态下胰岛素与受体的 α 亚基结合，诱发 β 亚基的酪氨酸残基自身磷酸化，并激活胰岛素受体（InsR）的酪氨酸激酶和胰岛素受体底物（IRSs）的多个酪氨酸残基自身磷酸化，后者再与含 SH2 结构域的各种蛋白结合，调节细胞的生长、分化、代谢。如果上述任何环节受到干扰，均会引起胰岛素信号转导障碍，因此，在这个意义上 IR 可定义为胰岛素信号转导的缺陷。（Pessin JE，Saltiel AR. Signaling pathways in insulin action：molecular targets of insulin resistance[J].J Clin Invest，2000，106（2）：165-169.）

中医无“信号转导”之说，中医认为“气化”为“生、长、化、收、藏”（生长发育、代谢）的根本，气化运动的基本形式为“升降出入”，我们可将上述各环节：如信息分子的传递，葡萄糖转运子的进出细胞内外等，理解为气的“升降出入”，我们将会发现：微观世界的细胞间分子信号转导与中医宏观的“气化”理论模型是惊人的相似！在这个“气化”系统中，肝的作用举足轻重。（王智明．中医从肝论治 2 型糖尿病——方药研究和临床应用 [M]. 北京：人民卫生出版社，2015.）肝主疏泄，体阴而用阳，居于中焦，乃一身气机之枢纽，主导三焦诸脏十二经之气化，中医学这种升降出入形式的“气化活动”即相当于西医学所指的“生命代谢活动”，后分析哲学观点认为“生命代谢活动”就是“信息、能量、物质”（三元论）交换活动，“信息”是人体系统“生命代谢”活动相互关联和相互作用的纽带，也是维系有机系统“有序稳态”（阴平阳秘状态）的关键，笔者在《信息医学导论》中已有详细阐述。（徐以经．中华易医荟萃 [M]. 济南：黄河出版社，1990.）因此，胰岛素抵抗“从肝论治”亦是要津。

四、肝气失调是胰岛素抵抗的基本病理机制

王智明提出“以肝为中心调控脏腑气血津液”辨治糖尿病的观点，认为“肝失调达，脏器失和，气血津液代谢异常，阴阳水火调节失衡”是糖尿病的总病机，其核心是“肝功能失常”。提出“从肝论治”防治IR假说，并用实验方法初步阐明“从肝论治”防治IR的机制在于通过调控TNF-α及FFA水平起作用，依“从肝论治”IR立调肝泻火法组方的调肝泻火汤能有效预防高脂饮食大鼠发生IR，临床证实调肝泻火法能显著改善2型糖尿病患者的胰岛素敏感性、减重，同时还具有调脂作用。（王智明.中医从肝论治2型糖尿病——方药研究和临床应用[M].北京：人民卫生出版社，2015.）

第六节 从肝论治糖尿病验案

从肝论治糖尿病经验

消渴病患者多因平素饮食不节、嗜食肥甘厚味导致脾胃受损，不能运化水湿，湿邪化热壅滞肝胆，再加上生活节奏加快或生活压力较大，肝主疏泄功能失常，气机逆乱，影响脾胃的升降功能，同时气行则血行，气滞则血瘀，后期因气郁化火又可累及肝阴。而肝肾精血同源，阴阳互滋互制，肝阴不足可累及肾阴，日久阴损及阳，使消渴病变得复杂难治。从西医学角度说，肝脏是人体重要的代谢器官，胰岛素通过血液循环进入肝脏，促进糖原合成，抑制糖异生，肝脏代谢异常会导致胰岛素抵抗，而胰岛素抵抗又会使肝脏、肌肉、脂肪组织等对胰岛素的敏感性降低，出现肥胖、高脂血症、脂肪肝等其他代谢性疾病，从而形成恶性循环。有研究表明，肥胖所致的肝功能异常儿童中2型糖尿病发生率明显提高，美国队列研究表明每3名肝功能异常的儿童中就有1人糖代谢异常。此外，2型糖尿病患者易出现焦虑、抑郁等不良情绪，与肝失疏泄、气机失调的病机基本吻合。故从肝论治2型糖尿病，

存在一定的合理性。

一、肝火宜清宜泻，肝滞宜消宜除

胰岛素释放入血后进入肝脏，促进合成代谢，抑制分解代谢，2 型糖尿病患者，胰岛素绝对或相对不足，合成代谢受到抑制，导致代谢产物堆积，肝脏代谢废物增多，胰岛素敏感性下降。消渴病患者由于多食甘美之物，损伤脾胃，脾主运化水液，脾胃气机损伤，水液聚积则化湿成痰，痰湿日久蕴热，湿热内生，致体内病理产物堆积，又遇忧思恼怒，肝火上逆，或湿热影响肝之疏泄，气机升降失常。此时，常用清肝法清除体内代谢产物，加快肝脏表面代谢废物的排泄，增强胰岛素敏感性，从而降低血糖。清肝，包括清泻肝火、清利湿热、消积除滞，适用于肝胆火盛、肝经湿热、食滞、膏脂积聚等证。目前多用于糖尿病伴有胰岛素抵抗、脂肪肝、肝功能异常、肥胖或伴发痈疽的患者。清肝法一是要清泻肝火、祛除湿热，常用龙胆泻肝汤中龙胆草 10~20g、木通 6g、泽泻 10g 等辨证加减，及茵陈 30g、栀子 10g 药对加减以清除体内代谢产物；二是清除体内积滞，尤其“数食甘美”所致的膏脂浊邪积聚患者，方中常加入山楂 10~15g、鸡内金 6~10g 等以加快代谢。胰岛素抵抗时，应减少胰岛素用量，并在方中加入清肝之品，清除蓄积在体内或肝脏表面的油脂浊气等，从而达到降糖、降脂、减轻体重、降低血液黏稠度，改善胰岛素抵抗之目的。

二、肝气宜疏宜通，气机宜调宜畅

糖尿病日久，由于严格的饮食、运动控制及终身服药或胰岛素注射，糖尿病患者伴焦虑、抑郁状态数量有上升趋势。其中，2 型糖尿病伴胰岛素抵抗的患者，其抑郁发生率达 40%，严重影响其生活质量。而且，糖尿病日久会导致胃排空障碍，伴发胃肠功能紊乱。肝主疏泄，畅达全身气机，肝气郁结不疏，容易出现忧思恼怒，同时，可影响脾胃气机升降，出现痞满。疏肝法，可改善焦虑、抑郁状态，调节胃肠功能，提高患者生存质量。疏肝，包括疏肝解郁、调中理脾，适用于肝气郁结、肝郁乘脾等而未见明显的化火征象者。

目前多用于治疗糖尿病伴焦虑、抑郁状态，或合并胃肠功能紊乱的患者。另外，肝的疏泄功能，尚可促进胆汁、胰液、胰岛素的分泌排泄。所以疏肝法治疗应贯穿2型糖尿病治疗的各个阶段。常选用柴胡疏肝散、四逆散加减，常用药物包括香橼10g、佛手10g、苏梗10g、香附10g、郁金10g等。另外，常教导患者要有积极向上的生活态度，保持心情舒畅。

三、肝体宜柔宜滋，肝阴宜敛宜补

胰岛素是由胰岛β细胞分泌，具有降低血糖效果。血糖升高时，胰岛素分泌代偿性增加以降低血糖，维持糖代谢平衡。糖尿病后期，胰岛β细胞分泌胰岛素的代偿功能减弱，直至出现胰岛功能衰竭。肝为刚脏，其体阴而用阳，消渴病日久不愈，气滞、血瘀、湿热等伤及肝阴之体，肝脏亏虚，肝阴不足，肝肾同源，则肾阴亦亏。此外，肝肾真阴不足，调节血糖的功能亦下降，代谢功能逐渐衰弱，导致血糖难以纠正。常用滋补肝阴法，使肾精充足，延缓胰岛功能衰竭的进展。滋补肝阴法，包括滋阴补肾、益气养阴，适用于肝肾阴虚、气阴不足之证，多用于糖尿病后期胰岛功能减弱，或合并糖尿病肾病、糖尿病眼部疾病、糖尿病心脑血管疾病、糖尿病足等表现为肝肾不足之证者。治疗上，常用六味地黄丸、二至丸等辨证加减，常用药物包括生地黄10~30g、黄精20g、女贞子15~30g、墨旱莲10~20g、枸杞子10~15g、五味子10~20g等。

四、肝瘀宜行宜化，癥瘕宜活宜消

糖尿病失治误治，血糖长期处于高水平状态，血管变硬、变脆、增厚，血细胞、血小板及血管内皮等功能改变，使血液黏稠度增加，血行滞缓，斑块形成，微循环障碍等，导致多种并发症。吕仁和教授认为，消渴病日久，伤阴耗气，气滞、血瘀、湿热、痰浊等胶结体内，导致微型癥瘕的形成，阻滞人体络脉，影响五脏气机及功能，故应提早选用活血消癥之法以清除病理产物。西医学研究经病理解剖发现，部分糖尿病患者胰腺血管存在闭塞不通的现象。而肝脏作为疏通气机的重要器官，依据气血相生、相行，气滞则血瘀，故活血时当以行气为先，使血管畅通，血流恢复。同时，活血行气化瘀可增强气化功能，从而改善糖脂代谢紊乱，改善微循环，恢复胰岛β细胞功能，有利于降低血糖。西医学多用于糖尿病并发症，如糖尿病周围神经病变、糖尿病肾病、糖尿病心脏病、脑卒中，或糖尿病导致的动脉粥样硬化性疾病。常选用清代王清任《医林改错》的5个逐瘀汤辨证加减，常用药物包括丹参15~30g、牡丹皮10~30g、赤芍15~15g等。其中鬼箭羽除有活血化瘀的功效外，尚可解阴分之燥热，现代药理研究其可改善血液循环，增强机体代谢，增加胰岛素的分泌，从而降低血糖。（程亚清，曲海顺，李雪，等．吕仁和从肝论治2型糖尿病经验[J]. 北京中医药，2021，40(6)：587-590.）

从肝论治代谢综合征医案

一、茵陈蒿汤加减治疗代谢综合征医案一

患者，男，40岁，初诊日期：2014年4月15日。患者身高169cm，体重94kg，腹部膨大，血糖升高1年，空腹达最高达13mmol/L，刻下症见：全身乏力、嗜睡易疲倦、心烦、晨起腰痛明显，偶有口干渴，口苦、纳眠可，小便不利、大便调，舌红苔微黄，舌下络脉瘀滞，脉沉弦滑数。既往高血压、高脂血症及重度脂肪肝病史。4月12日检查指标：HbA1c 7.9%。

西医诊断：代谢综合征。中医诊断：膏浊病。中医辨证：肝胆湿热证。

处方：茵陈蒿汤加减。茵陈60g（先煎2小时）、生大黄6g、栀子30g、赤芍30g、陈皮15g、苍术15g、泽泻30g、黄连15g、知母30g、红曲6g、天麻15g、钩藤30g（后下）、怀牛膝30g，加减服用至8月，诸症消失，HbA1c：4.8%。重度脂肪肝转为轻度，西药全部停用。

按：按其脉症，辨为肝胆湿热、肝阳上亢、肾虚不足。故治疗上采用茵陈蒿汤为主方加减。茵陈蒿汤出自《伤寒论》，病机为阳明里热炽盛，与湿相搏，壅滞中焦，肝失疏泄，使邪无出路，即土塞木郁、肝失疏泄。功能清热利湿退黄，组方包括茵陈蒿、栀子、大黄三种。“热湿在里者，法当下”，故治宜清热、利湿、退黄。方中茵陈苦辛微寒、通利湿热，并有疏肝利胆之效，其味辛芳香，

故应先煎避免其轻扬外散，而使其功专苦降，清热利湿，直入于里，大剂量用为君药。栀子苦寒，泻三焦火，解热郁，用为臣药。茵陈合栀子则湿热由小便出。大黄苦寒沉降，“荡涤肠胃，推陈致新”，少量大黄配大量茵陈、栀子，不利大便，但利小便。三药相配，苦以除湿，寒以清热，从而湿热去，小便自利。方中苍术、陈皮、泽泻燥湿健脾、加大利湿力量，赤芍、黄连、知母清热滋阴，红曲活血消食健脾，配茵陈加大消脂力量，天麻、钩藤、怀牛膝平肝潜阳补肝肾，诸药合用，诸脏同调，糖、脂、肥、血压共降，收到不错效果。

二、茵陈蒿汤加减治疗代谢综合征医案二

患者，女，26 岁，2014 年 2 月 20 日初诊。主诉：中度脂肪肝 3 年。现病史：3 年前体检发现中度脂肪肝，未予重视，近日体检发现中度脂肪肝有加重趋势，故来就诊。刻下症：形体偏胖，身高 165cm，体重 80kg，BMI（体重指数）29.38kg/m^2，面色红赤，口干而苦，身体微微发热，心烦，急躁易怒，小腹胀痛，月经失调，小便微黄，大便可，眠差，舌红苔黄腻，脉弦滑数。检查指标：CHO（总胆固醇）7.9mmol/L、TG（甘油三酯）3.1mmol/L、HDL（高密度脂蛋白）1.3mmol/L、LDL（低密度脂蛋白）1.0mmol/L、BP（血压）120/80mmHg，FBG（空腹血糖）6.6mmol/L。

西医诊断：代谢综合征。中医诊断：膏浊病。中医辨证：肝胆湿热证。

处方：茵陈蒿汤加减。茵陈 60g（先煎 2 小时）、栀子 30g、淡豆豉 30g、大黄 6g、柴胡 15g、黄芩 30g、赤芍 15g、黄连 15g、红曲 6g、炒枣仁 30g、生姜 3 片、大枣 3 枚。水煎服，日一次。服用 3 个月后，中度脂肪肝转为轻度，口干苦消失，月经恢复正常，睡眠好转，二便调。刻下指标：CHO 5.0mmol/L、TG 1.7mmol/L、HDL 1.3mmol/L、LDL 1.0mmol/L、BP 120/80mmHg、FBG 4.6mmol/L。

按：患者年轻女性，平素不忌口，爱吃“垃圾”食品，且久坐不动，酿生湿热。女子以肝为先天，由于肥胖产生不良情绪，肝气郁结，与湿热相合，湿不得下泄，热不得外越，故产生口苦、发热；困扰心神则心烦、失眠；湿热内蕴，下行不畅，故小腹胀痛、月经失调、小便微黄；舌红苔黄腻、脉弦滑数俱为肝

胆湿热之象。本方重用茵陈为君，清利湿热，芳香舒脾透表理气，栀子、豆豉清热除烦，且栀子通利三焦、引湿热下行，大黄降瘀泄热，以开湿热下行之道，柴胡、黄芩和解少阳，疏利肝胆气机，解郁清热，红曲配茵陈消膏除脂，枣仁养血安神。

三、茵陈蒿汤加减治疗代谢综合征医案三

患者，男，68岁，2012年6月2日初诊。主诉：血糖升高8年余。现病史：患者8年前单位体检时发现血糖升高，空腹血糖8.9mmol/L，餐后2小时血糖12mmol/L。诊断为：2型糖尿病。间断服用二甲双胍、阿卡波糖（拜糖平）、瑞格列奈（诺和龙）等药，空腹血糖控制在7~8mmol/L，餐后2小时血糖控制在8~9mmol/L。刻下症：面色发黄，全身乏力，头晕，晨起明显，自觉双目干涩，易流泪，偶耳鸣，纳差，腹部胀满，下肢微有水肿，口干苦，眠差，大便干，小便少，舌红苔黄腻，舌底脉络瘀滞，脉弦数。既往史：高血压10余年，血压控制不理想；白内障2年；中度脂肪肝1年。患者身高172cm，体重85kg，BMI 28.7kg/m^2，BP 150/100mmHg。检查指标：空腹血糖7.2mmol/L、CHO 6.5mmol/L、TG 3.3mmol/L、HDL 1.2mmol/L、LDL 2.3mmol/L。

西医诊断：代谢综合征。中医诊断：膏浊病。中医辨证：土壅木郁，肝失疏泄。

处方：茵陈蒿汤加减。茵陈30g（先煎2小时）、酒大黄6g、红曲6g、水蛭粉3g、黄连30g、知母30g、天麻15g、钩藤15g、怀牛膝30g、淫羊藿30g、炙甘草15g、生姜3大片、大枣3枚。水煎服，日1剂。加减服用6月余，诸症均减轻，血糖、血压、血脂水平控制可，中度脂肪肝已转为轻度，体重降为75kg，为巩固病情，改服水丸半年。

按：患者老年男性，病情复杂，肥胖及胰岛素抵抗为代谢综合征的中心环节，且患者出现血压升高、血脂紊乱，符合代谢综合征的诊断。属于中医膏浊病范畴，故中医诊断为膏浊病。肝胆湿热、肝阳上亢，故出现双目干涩、口苦、头晕、血压升高；热伤胃之阴津，故出现口干；肝失疏泄，脾胃运化水湿功能受损，水液代谢障碍，故水肿；湿热阻滞大小肠，故大便干、小便不利。

方中茵陈疏肝利胆，大黄入阳明，泻热通腑而除胃肠之热；生姜、大枣兼顾和胃，顾护后天之本以防败胃之虞。另加靶向药：黄连、知母以降糖；茵陈、红曲以降脂；天麻、钩藤、怀牛膝以降压；另加入水蛭粉，与大黄合用，达抵当汤之意；老年人肾气亏虚，故加淫羊藿，此与西医之维生素 D 相媲美。仝小林教授认为在糖尿病及代谢综合征的初期治疗中应当“糖络并治”并在治疗的过程中“全程通络”，以预防和治疗并发症，其中酒大黄、三七、水蛭、丹参等都是很好的常用通络药物。（刘代代. 仝小林教授从肝论治代谢综合征的理论探讨和经验总结 [D]. 北京：中国中医科学院，2015.）

从肝论治高胰岛素血症医案

高某，男，64 岁，因血糖高 14 年，心慌、汗出、头晕阵发 3 年，于 2008 年 4 月入院，住院号 121115。病史：有高血压、冠心病心肌梗死史。现病史：患者 1994 年因肾结石就诊发现血糖高，诊断为 2 型糖尿病，曾先后口服二甲双胍、阿卡波糖（拜糖平）、消渴丸、格列吡嗪等中西药物，血糖控制一直未达标。2005 年 8 月因急性心肌梗死行支架植入和搭桥术，此后停用口服药，换用胰岛素诺和灵 30R，血糖控制仍不理想，且经常出现心慌、汗出、头晕。某西医教学医院内分泌科检测其空腹血清胰岛素和餐后 2 小时胰岛素均大于 1000mU/L；C 肽：空腹 8.87ng/ml，餐后 2 小时 16.32ng/ml。诊断为高胰岛素血症，增加罗格列酮 4mg，每日 1 次口服，血糖波动如故，反而心慌加重，又现肢体水肿，故入我院治疗。

临床症见：心慌、汗出阵发，多在上午 11 点、下午 5 点，半夜 2~3 点发作，伴有头晕，面赤如醉，进餐可以缓解，无胸痛喘憋等。舌质红，苔白腻，脉弦微数。查体：血压 160/95mmHg，心率 90 次 /min，律齐，呼吸正常，体温 36℃。双下肢踝关节处轻度水肿。实验室检查：OGTT，0 小时 4.12mmol/L，0.5 小时 8.30mmol/L，1 小时 12.38mmol/L，2 小时 16.43mmol/L，3 小时 12.74mmol/L。C 肽，0 小时 7.86ng/ml，0.5 小时 23.04ng/ml，1 小时 27.28ng/ml，2 小时 27.98ng/ml，3 小时 20.26ng/ml。胰岛素，0 小时 32mU/L，

0.5小时312mU/L，1小时308mU/L，2小时322mU/L，3小时282mU/L。心电图：窦性心律，陈旧性下壁心肌梗死，ST-T改变。B超：双侧颈总内动脉硬化，右侧颈总动脉斑块形成。心脏彩超：左房大，心室后节段运动异常。EF（射血分数）：64%。CO（心排血量）：3.84L/min。SV（每搏输出量）：7.1ml。HR（心率）：54次/min。肌电图正常。动态血糖监测显示，11：09am：3.2mmol/L；17：12pm：3.3mmol/L；0：22am：2.9mmol/L；3：00am：3.1mmol/L。

西医诊断：2型糖尿病、高胰岛素血症、低血糖症、冠心病、陈旧性下壁心肌梗死、经皮冠状动脉介入治疗术（PCI）后、心脏搭桥术（CABG）后、高血压。中医诊断：消渴并眩晕病（肝阳上亢证）。

治疗方案：

1. 停用罗格列酮及胰岛素，更换为吡格列酮30mg，每日1次。阿卡波糖（拜糖平）50mg，每日3次。控制血糖。

2. **降压** 缬沙坦80mg，每日1次。

3. **抗血小板治疗** 拜阿司匹林100mg，每日1次。

4. **抗动脉硬化** 阿托伐他汀10mg，每日1次。

5. **中医平肝潜阳法** 方用三调汤：天麻、钩藤、石决明、决明子、桑寄生、杜仲、牛膝、丹参、夏枯草、防己、川芎、菊花、红景天。水煎服，日1剂。治疗经过及疗效：经上述方案治疗2周后，症状消失，血糖平稳，空腹血糖6.4mmol/L，餐后2小时血糖8.2mmol/L，血压控制到130/80mmHg，未再发作低血糖，带中药出院。随访3个月病情稳定，血糖平稳，出院时已经停用吡格列酮。三月后门诊复查空腹血糖6.2mmol/L，餐后2小时血糖7.8mmol/L，血压120/80mmHg，空腹C肽2.12ng/ml，餐后2小时C肽3.12ng/ml，空腹胰岛素4.61mU/L，餐后2小时胰岛素20.32mU/L。完全解决了高胰岛素血症以及低血糖反复发作的问题。

按：本病例特征为2型糖尿病合并高血压、冠心病、陈旧性心肌梗死，做过支架，也做了冠脉搭桥术，有高血糖、低血糖波动，并且有高胰岛素血症。鉴于其高胰岛素血症，且频发低血糖，故停用原来方案中的胰岛素。因为已经存在心脏病变且心脏彩超示左房大，心室后节段运动异常，EF：64%，CO：

3.84L/min，SV：7.1ml，HR：54 次 /min，故原方案中的罗格列酮不宜继续使用。

众所周知，胰岛素抵抗（insulin resistance，IR）是 2 型糖尿病及其并发症的重要病理机制，2 型糖尿病（T2DM）患者常伴有高血糖、血脂异常、高胰岛素血症，且胰岛素抵抗是 2 型糖尿病、高血压、冠心病的共同发病机制，中医对本病认识涉及中医学“眩晕”“头痛”“中风”“胸痹”“真心痛”“厥心痛”“痰饮”“水肿”等病症。笔者提出“从肝论治胰岛素抵抗”之论，糖尿病合并高血压的发病尤其与中医“肝”关系密切。2 型糖尿病合并高血压、心脏病者常常表现为肝阳上亢、肝火扰心、痰火上扰等。初病多实证，在临床表现为肝阳上亢、肝火扰心、痰火上扰证候的同时，可兼夹湿热内蕴、胃肠结热等证，久病则多现肝阴虚、气阴两虚，甚至可表现为阴阳俱虚，虚阳浮越。病重者，可现肝阳暴张，风火相煽，成肝风携痰浊上扰，生神昏痉厥之变（中风）。久病，络脉瘀阻，则可发生胸痹、真心痛、视瞻昏渺等多种变病。此例据四诊，属于肝阳上亢之证，阳亢于上故见头晕、面赤如醉，肝阳扰心则心悸汗出，汗为心之液也，半夜 2~3 点发作正为肝经主令之时，所以立法平肝潜阳，用三调汤以平肝潜阳、补益肝肾、活血利水、宁心安神。本方以天麻、钩藤平肝潜阳为主；石决明性味咸平，镇肝潜阳，菊花、决明子清热明目、平肝，与天麻、钩藤合用，加强平肝息风之功，牛膝引血下行，此四味为辅；桑寄生、杜仲补肝益肾，滋水涵木，丹参、夏枯草、防己活血利水、泻肝宁心，此五味为佐；更使之一味川芎，宗《黄帝内经》“辛以补肝”，以调畅肝气，不至于潜降太过，从而实现“肝者，贯阴阳，统气血……握升降之枢”（周学海《读医随笔》），肝乃三焦气机升降出入之枢纽。（刘渡舟，杨波. 肝胆源流论 [M]. 北京：人民卫生出版社，2016.）全方具有平肝潜阳、补益肝肾、活血利水、宁心安神之功效。因本方具有调压、调心、调糖之效，故名“三调汤”。方药对证，是故显效。（王智明. 中医从肝论治 2 型糖尿病——方药研究和临床应用 [M]. 北京：人民卫生出版社，2015.）

第三章

从肝论治糖尿病并发症

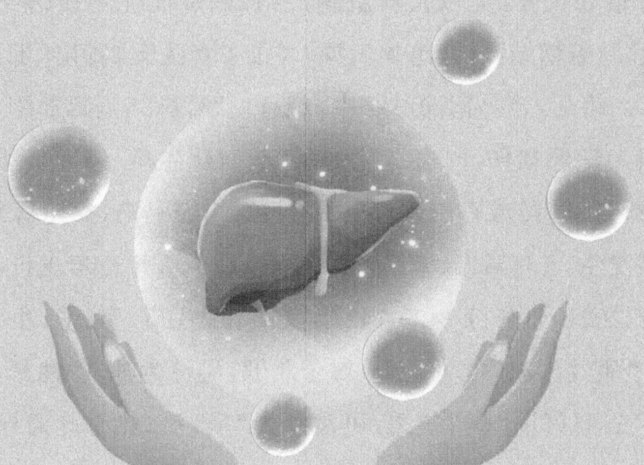

第一节 并发症机制和论治原则

糖尿病并发症发生机制

中医学认为消渴病(糖尿病)及其变证(糖尿病并发症)产生的基础因素是“痰、瘀、热”三邪气,相当于西医学所指的“脂毒、糖毒、药毒”,这些毒素物质也即所谓的“自由基”,是糖尿病并发症产生的重要致病因素。

消渴病变证(糖尿病并发症)发生的核心机制,中医学认为是肝失疏泄、气枢失和,肝之疏泄功能失去调节能力,导致气机升降失序,气乱则全身气血津液运行输布失常,无以营养脏腑经络,则反而化生痰、瘀、湿、浊、热等邪,久则诸邪胶着郁结不散,蕴化为毒。《张聿青医案》指出“邪既入络,易入难出”,邪毒入络后,容易留滞脉络中,难有出路,脉络为毒邪困扰,作为气血运行的通路为毒邪损伤,气血运化受阻,继而化生痰、瘀、湿、浊、热邪,留在脉中,又成新毒,同样难有出路,新旧之邪毒纠缠黏滞,瘀阻脉络,导致消渴多种并发症发生。(刘颖,徐云龙,苏靖,等.基于从肝论治浅析消渴郁病[J].吉林中医药,2021,41(11):1423-1427.)其所言之“痰、瘀、湿、浊、热”邪,究其性质归类,“痰、湿、浊”同为一类,属于阴邪,湿滞为浊,湿浊聚而则为痰,故“痰、湿、浊”三邪可以“痰”统之,可概括为“痰、瘀、热”,此乃导致消渴病变证的三大邪气。

西医学所称的“脂毒、糖毒、药毒”自由基堆积,所导致糖尿病并发症的机制如下所述。

一、脂毒

“脂毒”是导致糖尿病及其并发症发生的重要原因。Banting奖获得者Denis McGarry教授研究指出“糖尿病”病名应改为“糖脂病”,揭示糖尿病发生发展与血脂紊乱引发的脂毒性密切相关,Joslin《糖尿病手册》告诫“糖尿病因肥胖而产生，也因肥胖而死亡”。糖尿病及其并发症、高血脂、肥胖既是一组互为因果、密切关联的代谢病，而且糖尿病及其并发症的发生，也是以脂毒性为主要启动因素和演变病理基础的；同时，脂毒性还引发了高血压、动脉硬化及粥样硬化斑块、血栓形成、胰岛素抵抗、炎症等系列问题。

二、糖毒

早在20世纪80年代左右，美国科学院院士Unger就提出过“高糖毒性”的概念，是指葡萄糖与蛋白质发生作用，形成糖基化(糖化血红蛋白病理产物)。而高糖毒性作用，就是指在长期高血糖作用下，胰岛β细胞出现慢性的、进行性的且不可逆的功能损伤。血糖的升高带来了“糖毒”，使得组织细胞长期缺氧缺血而功能下降、生理结构改变，糖尿病患者的大小血管发生病变，形成冠心病、脑血栓、脑梗等大血管并发症和视网膜病变及肾病等微血管并发症。过多的葡萄糖还具有侵蚀性，可以侵害脏腑细胞，使脏腑细胞失去活性，从而使脏腑功能减弱甚至衰竭，这些有害的作用称之为“糖毒”。高糖毒性势必加重肝代谢和解毒负担，久之引发肝代谢损伤，并同时使胰岛β细胞功能受损，包括胰岛素分泌减少、胰岛素抵抗增强等，无法再自主调节血糖，从而又加剧高糖毒性作用。在这种反馈机制下，极易导致诸如血管并发症等糖尿病并发症的出现。另外，高糖毒性还会损害糖尿病患者的自主神经调节功能，发生类似“脆性血糖”等现象，如果之后进行胰岛素强化治疗，其效果也会受到影响。

三、药毒

是指服用的化学药物和部分有毒中药，以及饮食物中残留的农药、化肥、激素，还有食品制作使用的含有人造有害化学物质的色素、香精、防腐剂、改良剂，含酒饮品中的乙醇“酒毒”等毒害人体物质的总称。这些从外部进入的“药毒”和身体代谢所产生的毒素(代谢废料-自由基等)，都要在肝脏代谢解毒。由于毒素过多或过强，肝脏代谢疲劳而解毒能力下降时，“药毒”无法全部清除，逐日在体内蓄积，就会毒害人体的脏腑组织器官的细胞和血管，导致其功能下降甚至丧失，或引起其生理结构的改变而影响生理功能的发挥，进而促进糖尿病慢性并发症的发生和发展。此外，肝脏是储存糖原和胰岛素等激素代谢的重要器官，一旦药毒过多导致肝脏代谢异常或损伤，还常会出现胰岛素抵抗或肝糖输出异常，可直接引发血糖的异常波动。

从肝论治标本兼顾

肝主疏泄，能疏泄三焦周身之气机和物质运化，肝胆决断(调控)十一脏，为气机气化(代谢)运动之枢纽，对身体中毒素的化解和代谢具有关键的枢纽调节作用。而西医学认为肝脏是解毒和物质代谢的主要器官，糖脂代谢和毒素的解毒排泄都依赖肝脏处理，清除“痰、瘀、热”(糖毒、脂毒、药毒)三毒，就要以增强和恢复肝的代谢能力为关键点。因此，防治糖尿病并发症，也必然从肝论治，以调肝为本，清化三毒以治标。

一、疏肝和枢修复肝代谢以治本

即提高肝脏代谢毒素的能力，修复因“三毒”导致的肝代谢损伤，恢复其代谢能力和代谢储备。根据现代中药药理研究结果显示，具有保肝强肝、修复肝损伤、恢复肝脏功能的常用中药有柴胡、丹参、灵芝、水飞蓟、黄芩、栀子、蒲公英、青蒿、虎杖、金银花、茵陈、白芍、五味子、何首乌、山楂、女贞子、墨旱莲、枸杞子、当归、佛手、三七、姜黄、葛根、沙棘、马鞭草、美人蕉、芦荟、蒺藜、鳖甲、木瓜、白术、茯苓、沙苑子、党参、猪苓、缬草、大黄、龙胆草、穿心莲、甘草等；常用成方有四逆散、小柴胡汤、大柴胡汤、逍遥丸、柴胡舒肝丸、杞菊地黄丸、四物汤等。

二、清化“三毒”肃清三焦而治标

以清除体内蓄积的“痰、瘀、热”(糖毒、脂毒、药毒)三毒为目标，清化解毒以降低其毒力，畅通三焦通道以促进三毒排泄，从而快速解决机体三毒瘀滞状态，此乃治标之法。常用的具有解毒、排毒而兼顾保肝护肝、清化“三毒”的方药如下。

1. **痰邪** 治法为化痰祛浊。常用药：半夏、陈皮、茯苓、佛手、决明子、沙棘、莱菔子、玉米须、山楂、荷叶、红曲、苏子、酒大黄、僵蚕等。常用成方：泻心汤、温胆汤、五苓散、二陈丸、苍附导痰丸、越鞠丸等。

2. **瘀邪** 治法为活血祛瘀。常用药：三七、鬼箭羽、丹参、当归、虎杖、姜黄、川芎、桃仁、红花、莪术、郁金、缬草等。常用成方：抵当汤、血府逐瘀汤、膈下逐瘀汤、鳖甲煎丸、桃红四物汤等。

3. **热邪** 治法为清热解毒。常用药：柴胡、黄芩、黄连、栀子、金银花、蒲公英、青蒿、茵陈、马鞭草、大黄、芦荟、龙胆草、美人蕉等。常用成方为：大柴胡汤(颗粒)、茵陈蒿汤、加味逍遥散、龙胆泻肝汤、当归龙荟丸、化肝煎等。

第二节 从肝论治并发症经验

从肝论治糖尿病并发症经验

一、肝阳上亢，阳化风动扰脑窍

因消渴病日久，耗气伤阴，气滞、血瘀、痰浊、湿热等胶着，阻于脑络，加上阴不制阳，肝阳上亢，阳化风动导致中风、昏仆、偏枯的发生。治疗宜平肝潜阳、息风化痰、清热通腑泄浊等，常选用天麻钩藤饮、星蒌承气汤、导痰汤等辨证加减。常用药物包括天麻 10g、钩藤 10g、石决明 15g、栀子 10g、桑寄生 10g、川牛膝 10g、胆南星 10g、姜半夏 10g、枳实 10g、茯苓 10g、菖蒲 10g、瓜蒌 10g、大黄 5g 等。中风后期宜补气活血，注重康复，宜选用补阳还五汤辨证加减，常重用生黄芪 60g 以上，当归、赤芍、川芎、桃仁、红花、地龙各 10g 等。

二、肝失疏泄，肝郁血阻痹心脉

因肝肾亏虚，气滞、血瘀、痰浊、湿热等邪气胶结，微型癥瘕形成，结于心络，心脉失养，同时外加情绪不遂而诱发，导致胸痹心痛的发生。治疗宜疏肝活血、散结化瘀通络，常选用四逆散加活血化瘀通络之品，常用药物包括柴胡或银柴胡、枳实、枳壳各 10g，赤芍、白芍各 15g，炙甘草 6~10g，丹参 15~30g，牡丹皮 10~30g 等。

三、肝肾亏虚，浊毒内泛聚水液

因肝肾亏损，微型癥瘕结于肾络，或肝肾阴虚，阴损及阳，阴阳两虚，浊毒内泛，水液积聚而发生水肿，甚至癃闭、关格危候。治疗宜补益肝肾、调补阴阳、活血降浊，分清本虚标实，本虚宜补，标实宜泻，并重视情绪疏导。常选用脊膝续断汤、当归补血汤等方辨证加减，常用药包括狗脊 10g、川续断 10g、川牛膝 30g、杜仲 10g、生黄芪 30g、当归 10g 等。

四、阴虚阳亢，虚火上炎伤脉络

因消渴病后期肝脏失养，肾阴虚耗，肝肾精血不能上养保护耳目，可出现白内障、失明。同时，肝肾阴虚，阴不制阳，阳气上亢，虚火上炎，灼伤脉络，血溢脉外，导致眼底出血甚至失明。治疗宜滋补肝肾、清热活血、凉血明目，常在补肝肾的基础上联合四逆散，常用药物包括女贞子 15~30g、墨旱莲 10~20g、枸杞子 10~15g、菊花 10g、枳实 10g、枳壳 10g、赤芍 15g、白芍 15g 等，酌情加入清热活血、凉血之品，并注重对患者的情绪疏导，预防疾病反复。（程亚清，曲海顺，李雪，等. 吕仁和从肝论治 2 型糖尿病经验 [J]. 北京中医药，2021，40（6）：587-590.）

从肝论治消渴郁病经验

一、理论基础

1. 肝为气机之枢纽，疏泄情志，枢调中土　肝为气机之枢纽，性喜条达而恶抑郁，主要表现在主疏泄、枢调三焦气机方面，对全身的气、血、津液、精、情志之活动、脾胃之运化均具有重要的枢纽调节作用。“凡脏腑十二经之气化，皆必借肝胆之气以鼓舞之，始能调畅而不病”（《读医随笔》）。若肝气失疏，枢纽调节不利，则三焦气机升降出入（气化）失调，气血精津液化生及运行失常，脏腑十二经功能紊乱，百病丛生。

(1) 枢转气机，疏泄情志，决断诸脏：《肝胆源流论》上篇 492 条释评指出，“胆合肝而处中焦，共为三焦气机升降出入之枢，其气以疏泄条达为贵，及其为病亦多郁滞、冲逆之证。这与其为气枢，善生升、寓相火等特点是分不开的”。

《素问·六节藏象论》曰：“凡十一脏取决于胆也。”其内涵有二：①五脏的神志活动取决于胆，五脏又有五神脏之称，如心藏神、肝藏魂、肺藏魄、肾藏志、脾藏意等等。人的神魂魄意志等精神情志活动，既要在心神的统率下进行，也要有胆的决断。使这些精神情志活动有一定的主见和选择能力。②疏泄五脏六腑气血。五脏皆有气血，气血皆有赖肝胆疏泄以为用，肝胆互为表里，共同疏泄气血。其中肝之疏泄之所以不至于太过或不及，是因为胆腑参与了调节作用。张志聪说：“五脏六腑，共为十一，禀赋不同，情志各异，必资胆气，庶得各成其用。”这些均说明肝胆木系统之枢纽调节作用能“疏泄诸脏气机、枢调神志情志活动”。

肝失疏泄，虚实两端。疏泄是“肝用”的具体体现，其性主动，以条达为顺，不可太过与不及，否则为病态，在病理上，疏泄不及则为“郁”，太过为“亢”。

疏泄不及，则枢转无力，气机之升降出入受阻而不顺达，常常发生气机郁结而留滞，脏腑经络气血为之涩滞的病理变化，可见情绪抑郁不乐，兴趣低沉，忧心忡忡，胸闷太息，胸胁苦满，口苦不爽，喜悲伤欲哭，不欲交际，纳呆嗳气，或胸部、两乳、胁肋或少腹等局部胀痛不适。

疏泄太过，则气机乖张，肝气横逆或上下忤逆，如头胀或痛、目眩、口苦、目赤、面红、烦躁易怒，噩梦失眠；肝阳上亢则血压升高，血随气升、血络损伤则血不安藏而现出血诸证；气血冲逆甚或为厥，乃怒气入肝，肝气盛逆，气血并乱而上扰心神，清窍失灵，故为薄厥一证。薄者，迫也，是气血迫逆心神所作。而气血上迫则由于肝为怒气冲逆，其本在肝，故治当平肝气、和枢机、通神窍、疏血气。（刘渡舟，杨波．肝胆源流论 [M]. 北京：人民卫生出版社，2016.）

(2) 疏泄中土，助运水谷，土壅木郁，反噬气枢：《素问·宝命全形论》曰，“土得木而达”。《血证论·脏腑病机论》指出：“木之性主于疏泄，食气入胃，全赖肝木之气以疏达之，而水谷乃化，设肝之清阳不升，则不能疏泄水谷，渗泄中满之证在所不免。”说明肝胆之气的疏泄枢调对脾胃运化活动、升清降浊功能、水谷转化等均具有重要调节作用。若肝之疏泄异常，导致气机郁滞，脾胃运化失常，清气不升而浊气不降，日久浊气交阻而体内成邪，邪毒也无法运行至体外，郁积脏腑，瘀滞脉络，土壅木郁，肝气郁滞更甚，消渴病变证由此而生。

2. 肝主藏血，肝血舍魂　《灵枢·本神》曰“随神往来者，谓之魂”，“肝藏血，血舍魂”。肝主情志，情志以血(精)为本，以气为用，其活动均借气的推动。肝为气枢，又枢调血液，故必对情志、神志者有着枢调作用。杨上善云：“肝脏……主守神气出入，通塞悲乐。”即强调了肝气对情志、神志的枢调作用。若肝胆气枢失和，则常会出现惊狂、癫郁等情志、神志失常性疾病。治疗时也当重视调畅肝之气枢，如《伤寒论》用柴胡加龙骨牡蛎汤治疗胸满、烦惊、谵语之证等，即属此义。故郁病多调肝，而调肝之法莫过于“木郁达之”(《素问·至真要大论》)。然使之条达之法，主要是“疏肝理气”，所以王旭高治肝三十法中首立此法。《读医随笔》曰：“医者善于调肝，乃善治百病，《内经》曰：升降出入，又曰：疏其气而使之调。故东垣之讲胃气，河间之讲玄府，丹溪之讲开郁，天士之讲通络，未有逾于舒肝之义者也。”赵献可《医贯》云：“予以一方治木郁，则诸郁皆因而愈，一方者何，逍遥散是也。”由此可见，疏肝理气，畅达气之枢机，对于情志诸病治疗，有着重要而积极的意义。(刘渡舟，杨波. 肝胆源流论 [M]. 北京：人民卫生出版社，2016.)这也是我们提倡糖尿病郁病论治以调肝为要的理论依据。

二、从肝论治消渴郁证

消渴郁证的概念为消渴病患者在疾病过程中合并情绪障碍，而消渴病和郁证无论在病机及病因上，都相互联系，因郁以致病，因病而致郁，恶性循环，终致三焦气机失畅，升降出入紊乱，气血精津失调，情志失疏，精神扰乱，故为消渴病郁病。

消渴病的病机关键是肝气失疏、气枢失和，而后郁而化热，进一步“壮火食气”，伤津耗气，而致气阴两虚、阴虚火旺，最终津耗精亏，阴损及阳可致阴阳两虚。可见，消渴病是以肝郁为发端，以阴精亏耗、阴损及阳而致阴阳两虚为终点。“肝郁”为消渴病之因，而消渴病又常常致郁，导致消渴病郁病的发生。即所谓“因郁致病，又因病致郁”。

庞国明认为消渴病和郁证的病理基础及发病关键有相同的方面，即五脏的气、血、津、液输布失常，而肝是联系二者的重要纽带，治疗原则是“不离肝，但又不止于肝”，心肺脾肾均要涉及，从脏腑阴阳辨证入手，以疏肝健脾、养心健脾、健脾益肾、滋肾养阴、清热豁痰化瘀等为治疗原则。（刘颖，徐云龙，苏靖，等. 基于从肝论治浅析消渴郁病 [J]. 吉林中医药，2021，41（11）：1423-1427.）

肝胆处中焦为三焦诸脏气机升降出入之枢纽，故其肝气为病则常冲犯三焦、病及诸脏，所以“疏肝理气”之法不但为肝气病治法之首，而且对三焦诸脏气机失调之疾亦有着重要意义。调肝之法莫过于“木郁达之”。达，通达疏畅肝（胆）气枢也，其中“疏肝理气”当为其首法。《吴医汇讲•朱应皆》指出：夫木郁者，即肝郁也。《素问•阴阳应象大论》云：“治病必求于本。”而郁症之起，必有所因，当求所因而治之，则郁自解，郁者自解，而达自在其中矣。矧木郁之症，患于妇人者居多，妇人情性偏执，而肝病变幻多端，总宜从其性，适其宜，而致中和，即为“达”道。王旭高在治肝三十法中指出：“一法曰疏肝理气。如肝气自郁于本经，两胁气胀或痛者，宜疏肝，香附、郁金、苏梗、青皮、橘叶之属。兼寒加吴萸；兼热，加丹皮、山栀；兼痰，加半夏、茯苓。”刘颖等认为，消渴郁证的关键病机为肝的生理功能出现异常，导致肝体及肝用失常，基本治法是以“肝主疏泄”为理论基础，当肝之疏泄无法正常发挥作用时，肝所调控的气机就会升降紊乱，无法畅达全身，容易在脏腑经络等处郁结，郁久内生火热之邪，灼伤阴血，使阴血不足，脏腑进一步失去血液濡养。肝主藏血，最易受损，肝失濡养后可引发血虚燥热，燥邪可生风生火，火热之邪又可反噬阴血，进一步加剧肝血虚，使肝气不舒，继而肝郁；肝脏受伤功能失调，由于肝脾关系，脾脏必受侵袭，运化水谷功能失调，不能运化水谷化生精微，无以生气血，致使机体气血亏虚，血虚肝无以藏血，肝血不足，又致肝失疏泄肝气郁结。因此肝郁、血虚、脾虚三者互为因果，互为影响，治疗时三方都要兼顾，方可有效，临床治则以疏肝解郁，健脾养血为主，方用逍遥散加减，药物组成为当归、白芍、茯苓、白术、柴胡、生姜、薄荷、甘草、牡丹皮、生地黄、丹参、牡蛎等。当归苦辛甘温，有活血补血双重功效，临床适宜应用在血虚而滞的证治中，苦可泻肝火，辛可散肝中血滞，甘可缓肝苦急，且甘温药可补气，补气药都健脾，因此当归自身四个性味就呈现出四个作用：疏肝中郁滞，补肝体血虚，散肝经郁热，补脾脏虚损。白芍酸苦微寒，有养血滋阴之效，可柔肝，补肝血，还可以滋脾阴。当肝疏泄失于调达，肝脾同时受损时，与当归寒温相配，一散一收调理肝气，共为君药。茯苓、白术为健脾常用药，成对应用可健脾燥湿，助脾胃运化，增强脾胃气血运化之功能，助气血生成，为臣药。柴胡苦辛，性微寒，归肝胆经，临床中经常用于肝经诸症，与情志及肝气疏泄相关的证治均含柴胡制剂。薄荷味辛性凉，归肺、肝经，是辛凉解表的药物，此方取少量薄荷，意在借助辛凉之性入肝经、散肝热之用。生姜须煨过，煨过的生姜可去除其辛散之性，取其补中之性，与甘草同用补养脾胃扶中。纵观消渴郁证的病机，为肝失疏泄导致的气机升降失常，在脏腑经络中郁滞不前，郁结日久必生内火，火热之邪耗伤脏腑阴液，使脏腑脉络等均失于濡养，导致诸脏功能失调，脉络失养，气血运行之路受阻，致瘀邪阻滞；火势上炎，可化燥生风，扰乱心神，同时神机逆乱；木旺伤脾，脾脏受到牵连，使脾胃运化功能受损，进一步蕴生体内痰、湿、浊、瘀等邪，诸邪胶着不散，瘀滞成毒。据此，在逍遥散的基础上，加牡丹皮、生地黄、丹参、牡蛎。牡丹皮辛苦微寒，清肝泻火，并清热凉血，《本草备要》中记载牡丹皮可泻伏火，肝郁而郁火内生，属伏火，故可用牡丹皮清肝郁内热之火。生地黄甘苦性寒，归心肝肾经，消渴郁证后期易肾阴耗伤，消渴患者本身也易肾阴不足，燥热内生，生地黄可走肾经，应用生地黄可养肾阴而清热。丹参味苦性微寒，归心肝经，从消渴郁证的病机分析，发现病程中极易瘀血内生，故应用丹参活血祛瘀，使瘀血除而气畅脉通，且丹参又有养血之能，素有“一味丹参顶四物(四物汤)”之说,肝藏血而“体阴”,血舍魂,故丹参还可安神除烦,使神静魂安。牡蛎咸涩性微寒,归肝、心、肾经,属重镇安神之品,有收敛固涩功效,诸邪易上扰心神,引发气机上逆,应用牡蛎以引逆气沉降,与柴胡相配,使气机一升一降,而致气机平衡调达。纵观全方,从四气五味及功能入手,寒温相配,升降相衡,虚中有补,郁中有疏,补益与活血相配,补而不滞,肝气恢复调达,气机之枢纽顺畅,气血冲和,临床获得良好疗效。(刘颖,徐云龙,苏靖,等.基于从肝论治浅析消渴郁病[J].吉林中医药,2021,41(11):1423-1427.)

从肝论治糖尿病伴焦虑障碍经验

一、中医学对肝与糖尿病伴焦虑障碍的认识

肝与消渴病及其焦虑障碍之发病关联,其机制主要有以下两点。

1. 中医学认为消渴病发病与肝密切相关　最早的相关文献见于《黄帝内经》,如《灵枢·邪气脏腑病形》言:“肝脉小甚为多饮,微小为消瘅。”《灵枢·本脏》亦云:“肝脆则善病消瘅易伤。”《金匮要略·消渴小便不利淋病脉证并治》《伤寒论·辨厥阴病脉证并治》明示“厥阴之为病,消渴”,即厥阴肝病会发生消渴病症。清代黄元御《素灵微蕴·消渴解》明确指出:“消渴之病,则独责肝木。”其在《四圣心源·消渴根源》中直云:“消渴者,足厥阴之病也。”叶天士在《临证指南医案·三消》中写道:“心境愁郁,内火自燃,乃消证大病。”《医学真传·三消症起于何因》:“消症生于厥阴风木主气,盖厥阴下水而上火,风火相煽,故生消渴诸症。”其机制在于肝为人体气机之枢纽,枢调三焦诸脏气血精津及十二经脉,疏泄脾胃水谷精微之运化,糖脂营养物质包含于中医学水谷精微之中。《血证论·脏腑病机论》指出:“木之性主于疏泄,食气入胃,全赖肝木之气以疏达之,而水谷乃化。”若肝之气枢失调,疏泄失职,则脾胃精津及水谷精微之生化、转化、运转必然紊乱,消渴病由此而生。

2. 消渴病焦虑障碍发病于肝的机制　据张弦报道,现代医家张玉琴认为消渴郁病基本证型为肝气郁结,治疗当疏肝解郁。方以柴胡疏肝散加减,功效为疏肝解郁、益气健脾。临床在血糖得到控制的同时,急躁易怒、情绪

波动起伏大等焦虑症状能得到极大缓解。程时杰等纳入 60 例糖尿病患者，采用自身前后对照的方法进行临床观察。在一般支持治疗的基础上予一贯煎以疏肝养阴，结果显示胰岛素抵抗指数较之前相比较，其差异有统计学意义（$P < 0.05$），表明一贯煎可使自身胰岛素耐受情况及心理情绪等得到明显改善。冯兴中教授认为五脏气化功能失调是糖尿病基本病机，长期情志不畅，致肝失疏泄，气机失调，脏腑气血失和，可以导致糖尿病的发生与发展。冯教授临证常以加味四逆散为基本方加减以疏肝理气，调畅全身气机，临证中擅长从肝论治，取得不错的临床疗效。（张弦．从肝论治糖尿病伴焦虑障碍[J]．内蒙古中医药，2021，40（9）：106.）

二、西医学对糖尿病伴焦虑障碍的认识

西医学研究证明，在糖尿病患者中，伴有负面情绪的发生率高达30%~50%。糖尿病患者伴焦虑障碍机制：一是，下丘脑 - 垂体 - 肾上腺轴（HPA）释放和调控多种神经内分泌激素，受此作用的皮质醇、促肾上腺皮质激素（ACTH）等参与机体的各种应激反应，共同维持机体内环境的稳态及参与新的刺激反应。人体长期处于高血糖状态之下，HPA 受到损害使内分泌失调，产生胰岛素抵抗，从而加重糖尿病病情或诱发糖尿病。二是，长期糖尿病高血糖、高血脂状态下所引起的中枢神经和周围神经系统以及组织器官不可逆损害，均加重患者身心负担，而产生焦虑障碍。三是，焦虑障碍患者存在 ACTH 和皮质类固醇分泌的增加，ACTH 促进糖皮质激素的分泌使血糖上升，而高水平的皮质类固醇作用于大脑海马区，可导致海马锥体细胞凋亡，这也是糖尿病伴焦虑障碍发生的机制之一。

糖尿病患者因病而忧虑，情志抑郁，精神不快为常态，这种负面的心理状态会引起人体交感神经兴奋性增强，升糖激素分泌增加，而胰岛素分泌受到抑制，使血糖升高，加速疾病发展进程。有调查显示，糖尿病患者焦虑障碍的发生率比非糖尿病患者高 50%，抑郁症的发生率是非糖尿病患者的 3 倍。糖尿病患者合并焦虑障碍的患病率为 8%~25%，提示糖尿病患者出现抑郁、焦虑等消极情绪的可能性较大。沈莺等研究发现，神经递质、炎性因

子、皮质类固醇水平变化引起代谢紊乱及胰岛素抵抗,影响着糖尿病合并焦虑患者的认知功能,而改善认知功能对疾病治疗往往具有事半功倍之效。

三、中医从肝论治糖尿病伴焦虑障碍

糖尿病合并焦虑障碍,属于中医"消渴郁证"范畴,上一节《从肝论治消渴郁病》已有论述,可以相互参照。

《河间六书》有云:"况消渴者……或耗乱精神,过违其度,或因大病阴气损而血液衰虚,阳气悍而燥热郁甚之所成也。"刘完素属于金元时期的寒凉派代表人物,其研究提出因热致郁说,提出消渴可耗乱精神,阴阳气血受损而致燥热郁甚,为较常见的消渴病郁证之常见证型之一。

肝为三焦诸脏气机之枢纽,主疏泄能调畅情志、枢调脾胃、助运水谷、调节气血精津,为将军之官,在志为怒,然性喜条达而恶抑郁。若精神抑郁,情志不快,或郁怒不解则伤肝,气枢失调,疏泄失司,三焦诸脏十二经气为之紊乱,包含糖脂的水谷精微物质吸收、转化、运行系统功能失调,既可以产生朱丹溪提出的气血湿食痰火"六郁"之变,也可以产生消渴病,更是消渴病发生焦虑障碍(郁病)的重要原因。《证治汇补·郁证》提出"郁证虽多,皆因气不周流,法当顺气为先"。《素问·至真要大论》曰"木郁达之",而"达之"之法,主要是"疏肝理气",所以王旭高治肝三十法中首立此法。赵献可《医贯》云:"予以一方治木郁,则诸郁皆因而愈,一方者何,逍遥散是也。"故中医认为糖尿病合并焦虑障碍应从肝论治,宜遵《黄帝内经》"木郁达之"而以调节肝之气枢为大法,经方以四逆散、柴胡制剂,时方则以越鞠丸、逍遥散为主方。

从肝论治糖尿病性胃轻瘫经验

糖尿病性胃轻瘫(DGP),相当于中医学"消渴病胃痞"范畴,属于糖尿病自主神经病变,是一种临床常见的继发于糖尿病基础上的慢性并发症,其病理学特点是糖尿病胃动力学异常变化,主要表现为胃全排空时间延长。临床出现不能解释的恶心、呕吐,其特点是餐后数小时,呕吐物为陈旧食物,这与精神性呕吐餐后立即发生不同。糖尿病性胃轻瘫患者，餐后近端胃的张力收缩性太弱，胃窦的蠕动性收缩稀少且收缩强度也弱（胃窦低动力），而幽门的紧张性和时相性收缩多稍有增加，故胃的固体和液体排空减少，胃蠕动减少，甚至胃酸分泌减少，黏膜萎缩，患者除了顽固性恶心、呕吐外，往往上腹部痞满饱胀、疼痛。糖尿病性胃轻瘫是胃在无机械性梗阻情况下出现的胃动力障碍、排空延迟的一组综合征。

糖尿病性胃轻瘫是糖尿病的并发症，也会反作用于血糖而引发其过大波动，这是由于胃排空的减慢，食物消化吸收延缓而餐后血糖高峰延迟，既影响正在使用胰岛素治疗的患者血药浓度的升高，还会使口服降糖药吸收不规律，从而引起血糖的过大波动，对糖尿病病情产生不利影响。

一、糖尿病性胃轻瘫中医辨识

中医学认为，糖尿病性胃轻瘫是消渴病常见的“变证”，称之为消渴病胃痞。《伤寒论》太阳病变证中所载“心下痞满，呕吐，下利”，并以呕吐、痞满、下利为主要特征的“痞”证，还有《千金翼方》中“食不消，食即气满，小便数起，胃痹也……痹者闭也”“胃痹”病症的描述，均类似糖尿病性胃轻瘫之特征。

肝胆与脾胃同居中焦，“主沤”是中焦的系统功能，肝主疏泄为机体气机升降出入之枢纽，能枢调三焦诸脏十二经之气化，在中焦则疏泄脾胃调节其升降，胃气主降、主受纳，脾气主升、主运化，脾胃升降运动和水谷运化均受肝气疏达，若肝之气枢失调，疏泄失职，则脾胃之升降，水谷精微之生化、转化、运转必然紊乱，消渴病胃痞由此而生。国家中医药管理局颁布的2017年版《消渴病胃痞（糖尿病性胃轻瘫）中医诊疗方案》中提出五个证型，将“肝胃不和证”列为首位，并以“疏肝和胃”为首法。因此，“从肝论治”是中医辨治糖尿病性胃轻瘫的重要策略。

二、从肝论治糖尿病性胃轻瘫

就肝与脾胃的密切关联机制，历代医家论述颇多，如唐容川所述：“木之性主疏泄，食气入胃，全赖肝木之气以疏泄之，而水谷乃化。”《素问•宝命全形论》云“土得木而达”，随着消渴病程的进展，因病致郁。肝与脾胃同属中焦，肝气能疏泄脾胃调节其运化水谷，情志不畅，肝失疏泄，气枢失常而导致肝气郁结，脾胃运化枢转受阻，故表现为痞满、恶心、呕吐等症。叶天士在《临证指南医案》指出“肝气不舒，脘痛呕恶”，“肝木肆横，胃土必伤；胃土久伤，肝木愈横”。因肝气不疏，横逆犯胃，导致肝胃不和，气滞不通则胃脘嘈杂疼痛，胃失和降而胃气上逆则恶心、呕吐。糖尿病性胃轻瘫的表现均与气机的升降出入运动失常密切相关，肝主疏泄，为三焦气机之枢纽，调畅全身之气，枢调脾胃升降运动和水谷运化，因此在糖尿病性胃轻瘫治疗上要注重疏肝理气以畅气机。

糖尿病性胃轻瘫属于慢性自主神经病变，据赵思郁报道，现代研究显示，中医五脏中肝脏与人体神经内分泌免疫系统密切相关，肝主疏泄的功能与自主神经功能密切相关。肝失疏泄则自主神经功能紊乱，表现为交感神经兴奋。交感神经功能亢进可通过交感神经 - 肾上腺髓质反应，使儿茶酚胺、肾上腺素、去甲肾上腺素分泌增多，并通过抑制肾上腺受体和 β- 受体的兴奋调节，抑制胰岛素的分泌，使胰高血糖素分泌增加，进而促进糖原分解；同时还增加肠道对葡萄糖的吸收，抑制肌肉组织对葡萄糖的摄取利用，使血糖升高。(赵思郁，张兰 . 张兰从肝论治糖尿病胃轻瘫经验 [J]. 中医药临床杂志，2016，28(8)：1082-1084.) 如上研究说明，肝气不疏，既能通过神经内分泌作用引发高血糖，也会影响自主神经功能导致胃肠功能紊乱进而产生糖尿病性胃轻瘫。

在东汉时期，医圣张仲景就提出了胃痞的证治，如《伤寒论》106 条指出“呕不止，心下急，郁郁微烦者，为未解也，与大柴胡汤下之则愈”。170 条“心中痞硬，呕吐而下利者，大柴胡汤主之”。这或是现代医家治疗消渴病胃痞(糖尿病性胃轻瘫) 从“肝论治”的经典渊源。赵思郁报道张兰教授提倡糖尿病性胃轻瘫从“肝论治”，提出糖尿病性胃轻瘫临床辨证治疗以“疏肝理气”为切入点，根据患者的不同临床表现将糖尿病性胃轻瘫分为肝郁胃热型，肝郁脾虚型，肝郁血瘀型，将糖尿病性胃轻瘫分型论治，张兰教授治疗糖尿病性胃轻瘫经验总结如下：

1. 肝郁胃热型　此类患者平素性情急躁易怒，日久肝郁化火，脾胃郁热，金代刘完素在《河间六书·三消论》中云："况消渴者……或耗乱精神，过违其度，或因大病阴气损而血液衰虚，阳气悍而燥热郁盛之所成也。"大怒伤肝而致肝失疏泄日久导致肝气郁结化火，燥热伤阴，上刑肺金，中伤胃阴，下耗肾水，最终导致消渴病的发生，随着病程进展，消渴病久，胃阴虚益甚必会引起气阴两虚，最终导致胃轻瘫的发生。此型多见于中年男性，临床表现：口渴多饮，且渴喜冷饮，胸胁苦满，呃逆，烧心，胃中灼热感，平素嗜食肥甘厚味，便秘，舌质红，苔黄厚腻少津，脉弦数。辨证为肝胃郁热，治以清肝泻火，和胃降逆，张兰主张以经方大柴胡汤加减，其组方为柴胡、酒大黄、枳壳、黄芩、芍药、半夏、炙甘草、厚朴等。若患者口干、口渴明显，在主方基础上加入黄精、知母、麦冬等生津止渴之药；善用酒大黄替代原方中大黄，旨在避大黄峻猛泻下之力，且酒大黄用量较小，酒制后入阳明胃经，善泻胃火，通便泻火同时不伤脾胃之气，若便秘症状较重，善与火麻仁、桃仁相配以润肠通便。若有口苦、痞满呕吐、目赤肿痛症状，在上方的基础上加入黄连、石斛、泽泻等以清肝胃热；若胸胁胀痛，则加入木香、延胡索以疏肝行气止痛；若有胃痛反酸加入瓦楞子以制酸止痛；若出现盗汗、心烦症状则加丹皮、栀子、地骨皮、旱莲草等以滋阴敛汗除烦；寐差，加入酸枣仁、茯神等安神之药。

2. 肝郁脾虚型　此型多见于中年女性，临床症见：情绪低落，抑郁寡欢，胃脘胀满不舒，善太息，口苦，面色少华，少气懒言，倦怠乏力，胃部常有食后饱胀感，大便多溏泄不成形，舌质淡暗，舌体胖大，边有齿痕，舌苔白腻，脉多沉细弱。肝属木，喜条达，疏泄全身之气；脾胃属土，脾主运化升清，胃主受纳腐熟，肝木疏土，维持着体内水谷精微代谢的平衡。《血证论·脏腑病机论》云："木之性主于疏泄，食之入胃，全赖肝木之气以疏泄之而水谷乃化。"肝喜条达，肝失疏泄直接影响脾胃运化腐熟。若平素心情抑郁，情志不舒，肝气郁结，横逆犯脾，脾气亏虚，运化失常则发为胃轻瘫。《金匮要略》中指出"见肝之病，知肝传脾，当先实脾"。故在治疗上将疏肝理气与健运脾气放在同等地位。张仲景《伤寒论》小柴胡汤证四大症"往来寒热，胸胁苦满，心烦喜呕，默默不欲饮食”，并强调“但见一证便是，不必悉具”，其原文中有关小柴胡汤证描述较多的适应证就是“呕”，也就是其所谓的“喜呕”之意，这恰恰也是胃轻瘫的主症，故现代医家张兰主张以小柴胡汤加减来治疗，也深得其意。组方为柴胡、半夏、党参、甘草、黄芩、白术、茯苓、枳实、厚朴等药。由于此类证型多见于中年女性，尤其是更年期女性症状更为明显，在治疗上注重中医学整体观念与辨证论治相结合，运用因人制宜的原则，善用香橼与佛手相配以疏肝理气，若胸胁胀闷明显，加入瓜蒌、薤白等以宽胸利气；胃寒怕冷，加入干姜、砂仁以温脾胃之阳；腹胀、食欲不振，加入焦三仙、木香、枳壳，以行气消食开胃；若有活动后汗出，则加入黄芪、五味子以补气敛阴止汗；寐差加莲子、百合等。

3. 肝郁血瘀型 此证型临床多见于老年人，消渴病程较长，血糖控制不佳，形体消瘦，临床上症见：口干、口渴，渴不欲饮，胃脘部胀痛，呃逆，舌多表现为舌质紫暗，有瘀点或瘀斑，舌苔白腻或黄，脉沉细弱或滞涩。消渴久病多郁，患者多精神紧张，忧愁焦虑，叶天士《临证指南医案》有云：“心境愁郁，内火自燃，乃消渴大病。”肝主疏泄，调畅全身气机，肝失疏泄不仅使全身之气升降出入失常，更会导致血糖的波动。《血证论》曰：“瘀血在里，则口渴，所以然者，血与气本不相离，内有瘀血，故气不得通，不能载水津上升，是以发渴，名曰血渴，瘀血去则不渴矣。”气为血之帅，气行则血行，气滞则血阻，肝气郁滞日久必会导致瘀血的形成，因此疏肝理气极其重要。肝气疏则瘀血祛，诸证得以减轻。所以在治疗上以疏肝理气，活血化瘀为原则，张兰主张用含有《伤寒论》疏肝主方四逆散的时方“血府逐瘀汤”加减，方药组成为当归、生地、桃仁、红花、牛膝、太子参、炙甘草、赤芍、枳壳、柴胡、川芎等。在用药上善用丹参配赤芍、桃仁配红花活血化瘀；且此型多见于病程较长的老年人，多有肝肾不足，故在主方中加入山茱萸、枸杞子、菟丝子等补益肝肾之品，祛瘀兼顾扶正；由于瘀血形成，部分患者还会出现四肢刺痛麻木症状，张师善用苏木、络石藤、鸡血藤等药以活血化瘀，通络止痛；此外《血证论》言：“瘀血既久，亦能化痰。”若有痰多、呕吐痰涎症状，加入法半夏、竹茹以化痰止呕；若有大便溏，则用山药、薏苡仁等健脾祛湿之药；瘀血日久化热，热扰心神出现寐差时，在上方基础上加入龙齿、夜交藤、酸枣仁以滋阴除烦，重镇安神。(赵思郁，张兰．张兰从肝论治糖尿病胃轻瘫经验[J]．中医药临床杂志，2016，28(8)：1082-1084.)

从肝论治糖尿病视网膜病变经验

视网膜病变(diabetic retinopathy，DR)，是由糖尿病引起的视网膜微血管损害进而导致视力下降、视野缺损，严重者甚至视力丧失的慢性进行性眼病。激光光凝、激素治疗、玻璃体内注射抗血管内皮生长因子药物以及玻璃体切割手术是目前治疗DR的主要手段，但这些方法都可能产生一定的不良反应，如眼压升高、白内障等。根据DR的发病特点，多数中医学者将其称为“消渴内障”“消渴目病”。近年来，中医凭借全方位、多靶点、个体用药针对强、总体症状改善好等特点在DR的治疗方面凸显优势。

一、病因病机

DR多是由于内伤七情，郁怒损伤于目，病久脏腑虚损，阴血内亏不能涵养于目，瘀阻目络，气血不能通达于目导致的“目无所见”或“目不能视”的表现。《外台秘要》记载“黑白分明，肝管无滞”，若要目睛明亮概览万物，肝气冲和条达是必不可少的条件，如若忧思郁结，肝气失于调畅，肝经郁遏不通，五脏六腑之精微、循灌周身之气血无法向上输注于目窍，眼部缺少滋养，则易表现为双目干涩、视物昏花。肝气郁久不散，郁火内生脉中，或五志过极化火，循经上灼目络，煎熬神水膏液，则常出现目赤肿痒、眵多瞬目、目视不明；肝火内扰，失于疏泄，血留为瘀，阻隔肝经目系，则使双目昏蒙、难以明辨。《证治要诀》论及“三消久之，精血既亏，或目无见，或手足偏废如风疾”，《素问·五脏生成》指出“肝受血而能视”，目受肝之阴血滋养而能视物分辨，承肝肾之气充养而能精彩分明，消渴迁延日久，肝肾二脏内里虚损，精血日渐亏耗，不足以上呈于双目，目睛枯涸，导致目病出现；肝肾阴亏于下，无法制约阳气，虚火升散于上，循经侵扰目系，目受熏灼，则目珠干涩、目视昏花。久之气阴两亏，气虚行血无力，血行滞涩为瘀，阴虚血性燥热，煎熬血液成块，瘀血内生阻碍于肝经目络，一则肝脉不畅，连通二目之脉道孔窍受阻，五脏六腑之精无以上达于目，营养官窍之气血无以渗灌于目；二则目络局部瘀血阻隔，神光越发受碍，因而目光昏昧、盲无所见。

二、辨治经验

1. 疏肝解郁　肝者，喜条达而恶抑郁，若情志不遂，肝气怫郁，疏泄失司，则精气不至，目窍失养，引起视网膜微血管病变，出现眼前黑花、如蚊飞舞的视觉损害表现。李新华认为，可用逍遥散加减。予柴胡、郁金、升麻等味辛发散之品，疏解郁结，佐石菖蒲芳香走窜之味，开通官窍，以白芍、当归等滋润之物，养血柔肝以明目，少许薄荷味辛性凉，既助疏畅肝气，又能防止气郁化热。肝郁甚者，愁苦忧虑，心中满闷，酌加香附、川楝子、佛手等增强疏肝理气之效。肝气不舒，水液不行，酿生痰浊水湿壅塞视衣，导致视网膜水肿者，加泽泻、泽兰、车前子利水消肿。

2. 清肝泻火　肝气上通于目，气郁不散，化火生热，或情志过妄，怒火中烧，火热蒸腾向上，循迹肝经目络，燔灼血液，导致毛细血管膨出、破裂，引发视网膜出血或玻璃体内积血，宜清肝泻火，李新华认为，可用龙胆泻肝汤加减。肝经热气熏灼，当以苦寒之品直清肝火，如龙胆草、川楝子、黄芩、栀子一类。凡肝所病，其气皆以条达为顺，且药无引使则不达病所，常以柴胡、吴茱萸调畅肝气、引药入经。火势不甚，目睛干痒者，予生地、当归润养肝目；热灼血络，目赤肿痛者，药选菊花、桑叶、决明子、夏枯草、蒲公英一类，清泻肝火兼具明目之用，同时辅以牡丹皮、赤芍活血祛瘀，通畅目系。

3. 补肝调血　消渴日久，肝脏势弱，肝血伤耗，视衣濡养乏源，目视功能减退。肝虚力弱，气血不行，血滞脉中而为瘀，虚火熏灼，血不循经，离经之血亦为瘀，瘀血阻隔通光窍道，新血无以蕴化丛生，目为之所碍而昏暗不明。李新华认为，可用八珍汤加减。血海空虚，目窍失养者，多用当归、地黄、白芍等阴柔腻味，补养肝血，润泽官窍；以黄芪、白术、人参等大补脾肺之气，气旺血则生，气行血则行，以资化源，防微杜渐。瘀阻目系，如泉脉堵塞，精微气血不能内通者，可予大黄、丹参、蒲黄、三七等凉血通经，祛瘀生新；瘀血久不吸收，纤维增生者，酌用昆布、海藻、牡蛎、海蛤壳等咸寒之物，软坚散结。

4. 柔肝养阴　消渴之病，肾水不足，水不涵木，绵延累及肝阴，或肝火燔灼，耗损阴液，不能涵养目体，致使目珠干涩不舒、兜转不利。李新华认为，可用杞菊地黄汤加减。肝肾同源，临证施治往往兼顾二脏，“补肾即所以补肝”，药以山药、山萸肉、熟地黄培补肝肾，养血滋阴；肝体阴用阳，常用药对白芍、当归，既专养阴柔肝，濡润双目，又杜绝火旺阳亢，有损于目；目昏花，涩痒甚者，酌加旱莲草、女贞子、枸杞子等滋阴明目；视物变形，眼干口干，阴虚甚者，佐以麦冬、人参补水之源，益气养阴。（张银银，郑应红，韩文哲，等. 李新华从肝论治糖尿病视网膜病变经验 [J]. 实用中医药杂志，2022，38（5）：843-844.）

从肝论治糖尿病性便秘经验

糖尿病肠病包括腹泻和便秘，糖尿病性便秘属于中医消渴病肠病之一，是糖尿病尤其是老年患者或伴有自主神经病变者常见的病症。

一、糖尿病性便秘多重引发因素

1. 长期高血糖，糖利尿，尿液排出多则致使体内经常缺水，大肠水分减少，大便干结。

2. 高血糖导致蛋白分解增加，相对蛋白缺乏以致腹肌张力不足，排便无力。

3. 长期高血糖导致胃肠激素紊乱，胃肠收缩受影响，引起胃肠动力低下，排空时间延长，易导致便秘的发生。

4. 胃肠动力不足。由于糖脂毒性损伤，自主神经功能障碍，胃肠蠕动减弱，使大肠排空减慢而致便秘。

5. 直肠肛门功能障碍。糖尿病糖脂毒性导致的自主神经病变，致使直肠肛门括约肌功能障碍，直肠肛门蠕动减弱，大便难以排出。

6. 饮食与精神心理因素。糖尿病患者由于进食量少，食物缺乏纤维素或水分，对结肠运动的刺激减少，易出现便秘。心理障碍尤其是焦虑可增加盆底肌群的紧张度，从而引起排便肌肉不协调运动，导致便秘。

目前，西医多采用缓泻药、润滑剂、促胃动力药、营养或修复神经药及定期灌肠等治疗，其短期疗效较好，但停药易复发，长期维持治疗易产生药物依赖和毒副作用，如损害神经末梢而加重便秘，引起药物性肠炎、大肠黑变病等。

二、中医学对糖尿病性便秘病因病机的认识

糖尿病性便秘属中医“消渴病性肠病”范畴。便秘病位在大肠，肺与大肠相表里，习惯思维会认为便秘责之于肺和大肠，其实不然。大肠之传导传化糟粕与肺、脾、胃、肝、肾等脏腑气机的功能失调均有关联，尤其是三焦气机的调畅是大肠传化的基础。尽管阴血津液不足可以致使大肠“无水行舟”而便秘，肺脾肾气虚无力推动大肠运行糟粕致使“无风行舟”，但肝气不疏，气枢失常，三焦气机阻塞则大肠传导何以畅达？肝主疏泄功能失常，三焦气机升降出入失调，在糖尿病性便秘中占有更为重要的地位。肝主疏泄为一身气机之枢纽，主导三焦气机升降出入之活动，能枢调三焦诸脏十二经之气化，上可疏达肺气、调畅心脉，中可疏泄脾胃升降及其水谷运化，下则枢调肾气、疏泄肾精、主司二便，对全身之气血运行和津液的输布均具有重要调节作用。

胡爱民教授认为，糖尿病患者多因所患疾病而易出现焦虑、抑郁、情绪不宁、烦躁易怒等情志异常。情志致病，首先犯肝，致肝木失于条达，日久则肝郁化火，伤及津液，肠道失润，大便干结，排便困难，引起便秘；或肝气疏泄不足，气机郁结，留而不行，故而脏腑气机阻滞，清气不升，浊气不降，肠道之气不行，亦可成便秘之症；肝失疏泄，气机不畅，气行则血行，阻碍血液运行，日久瘀血内生，使肠壁血行迟缓涩滞，亦可成便秘之症。从脏腑功能而论：①肝主疏泄对脾胃的影响。唐容川《血证论·脏腑病机论》曾云：“木之性主于疏泄，食气入胃，全赖肝木之气以疏泄之，而水谷乃化；设肝之清阳不升，

则不能疏泄水谷，渗泻中满之证，在所不免。”这体现了脾胃的运化作用有赖于肝主疏泄，若肝疏泄失常，则可致脾胃升降失调。藏象学说以脾升胃降来概括机体整个消化系统的生理功能。脾升即脾的升清、运化功能，指脾对水谷的消化、吸收和输布功能，胃降不仅指胃将饮食物腐熟后必须下输入小肠，还包括小肠将食物残渣下输大肠及大肠传化糟粕的功能，如果脾胃升降失调，必将导致大肠传导功能失常，使粪便留于肠道，久停而成便秘。②肝主疏泄对大肠的影响。《医经精义·脏腑通治》云：“肝与大肠通，肝病宜疏通大肠，大肠病宜平肝经为主。”《素灵微蕴·噎膈解》亦云：“饮食消腐，其权在脾；粪溺疏泄，其职在肝。以肝性发扬，而渣滓盈满，碍其布舒之气，则冲决二阴，行其疏泄，催以风力，故传送无阻。”表明肝与大肠密切相关，肝气条达则大肠传送无阻。③肝主疏泄对肺的影响。若肝气郁结，气机不利，则水液代谢异常，津液输布障碍，致水湿内停，聚而成痰饮。肺为贮痰之器，痰湿阻肺，肺气郁而不得宣肃，肺与大肠相表里，脏病及腑，以致大肠腑气不能顺降，大肠传导失常，糟粕不能变化而出，潴留肠腑，故见便秘。从五行相生相克而论：肝属木，肺属金，肾属水，脾属土，心属火。肝为肾之子，脾之制，肺之所制，与他脏关系极为密切。木乘土，肝疏泄太过克犯脾土，脾失健运，生化无权，日久可导致气血化生不足，气虚则肠道蠕动缓慢，传导失常，无力推动粪便排出，血虚则肠道干涸，失于濡润，通降失司则便秘，肝气犯胃，导致胃气上逆，不能通降，气机不降则便秘。木侮金，如果肝气过旺，反侮肺气，则木火刑金，可以出现肺气上逆，肃降不足，肺气不降亦致便秘。

三、从肝论治糖尿病性便秘经验

万巧巧等报道，胡爱民教授针对糖尿病性便秘的病因病机，在治疗上善用疏肝理气之法，辨证施治或活血养血，或清热滋阴润肠，或补气健脾，或益气温阳等，以四逆散为主方加减。四逆散由柴胡、芍药、枳实、甘草四味方药组成，出自《伤寒论》厥阴病篇，为疏肝解郁，调和肝脾的祖方。方中柴胡为君药，既可疏解肝郁，又可升清阳以使郁热外透；芍药养血敛阴，与柴胡相配，解郁热而不伤阴，养阴血而不滋腻，为臣药；佐以枳实行气散结，以增强疏畅气机之效；炙甘草缓急和中，又能调和诸药为使。柴胡、芍药均入肝经；枳实、甘草均入脾胃经，共奏疏肝理气，调和脾胃之效；柴胡疏肝解郁、运转枢机，枳实破气除痞、消积导滞，一升一降，推陈致新；枳实与芍药相配，一气一血，有行气和血之能。诸药相伍，疏肝理脾，气机流转，大便自通。临床辨证施治：阴虚甚者加麦冬、天冬、生地；肠燥津枯加火麻仁、柏子仁；气虚甚者加黄芪、党参、白术；阳虚寒甚者加肉苁蓉、何首乌；火热重者加黄连、黄芩、栀子、芦荟；血瘀者加当归、桃仁。（万巧巧，胡爱民. 胡爱民教授从肝论治糖尿病性便秘的经验介绍 [J]. 中西医结合研究，2015，7(6)：325-326.）

从肝论治糖尿病肾病兼证经验

糖尿病肾病（diabetic nephropathy，DN）是糖尿病继发的肾脏损害，可表现为尿微量白蛋白排泄率增加与肾小球滤过率降低。糖尿病肾病属于中医学“消渴病”继发的“水肿”“尿浊”“胀满”“肾劳”“关格”等，临床表现与中医古籍文献记载“肾消”“消肾”密切相关。现代医家南征教授主张统称其为“消渴肾病”，吕仁和教授习惯统称之为“消渴病肾病”。

从肝论治消渴及其兼证可以追溯到《灵枢·本脏》“肝脆则善病消瘅易伤”等经典记载，以上已有详细论述，此不复赘。

之所以我们提出糖尿病肾病之变证要从肝论治并收获良效。源于《灵枢·五变》“怒气上逆，胸中蓄积，血气逆流，髋皮充肌，血脉不行，转而为热，热则消肌肤，故为消瘅”之提示，其指出“消瘅”(2 型糖尿病)的主要病因是情志伤肝导致肝郁气滞、疏泄不及或肝用过度，升降乖戾，气枢枢转、气化失职而引发三焦诸脏气血津液物质吸收、运化、转化失常。《素问·阴阳应象大论》曰：“清气在下，则生飧泄，浊气在上，则生䐜胀。”肝之气枢失常则清气不升反而下流则为消渴糖尿和蛋白尿、腹泻等，浊气不降反升而为䐜胀、恶心甚至呕吐诸症。治之以调肝和枢，恢复肝之气机枢纽功能为要务，方药以张仲景《伤寒论》经方四逆散，或用时方柴胡疏肝散、逍遥散等化裁。

汪超报道中，论及采用经方四逆散加味之柴胡疏肝散，或白术芍药散、逍遥散疏肝理脾以助肾。其理由是肝属木，有“刚脏”之称，体阴用阳，喜疏泄恶抑郁。肾属水，主封藏，五脏阴阳之本。“肝肾同源”，水生木，母病及子，子病及母。“子能令母实，母能令子虚”。肝喜条达疏泄，司贮藏血液与调节血量，制约肝阳疏泄太过。若肝失疏泄、肝气郁结、木郁气滞，气滞则血亦滞，故肝脏的病理变化贯穿于消渴病整个发生发展过程中。糖尿病肾病后期，二火相并，陷入虚证或虚实夹杂的病证。治病求本，故治疗消渴重在调肝，符合中医病久必虚、必瘀、必郁，因病致郁，郁而伤肝，肝气郁结而变生它病(消渴病变证)，临床值得探讨及研究。(汪超，周兰，姚诗清，等.从肝论治糖尿病肾病兼证[J].中国中医基础医学杂志，2015，21(7)：889-890.)

第三节 从肝论治并发症医案

糖尿病周围神经病变医案

患者，男，54岁。2017年10月20日初诊。主诉：发现血糖升高8年余。患者2009年确诊为2型糖尿病，既往未服用任何降糖药物，未监测血糖。2017年4月，查空腹血糖10.8mmol/L，HbA1c 8.7%，尿糖(++++)，就诊于其他医院，考虑2型糖尿病，予口服二甲双胍0.5g 3次/d降糖。今为求中医诊治而就诊。刻下症见：乏力，怕热，偶有汗出、腰部酸困，左手麻木，嗳气，自觉口臭，无心悸、胸闷，纳眠可，大便调，小便有泡沫，夜尿1次。舌暗红，苔黄腻，脉弦滑。平素嗜烟，20~40支/d。

西医诊断：2型糖尿病，糖尿病周围神经病变。中医诊断：消渴病。肝肾阴亏、湿热血瘀。

治法：滋补肝肾、活血清热，并嘱其戒烟、控制饮食、适度运动。

处方：枸杞子10g、女贞子30g、丹参30g、牡丹皮20g、赤芍20g、川芎10g。14剂，水冲服，日1剂，早晚分服。

2017年12月15日二诊：自诉服上方后，不适症状明显减轻，纳眠可，大便黏滞不爽，2~3日一行，小便未见明显泡沫，夜尿1次。舌暗红，苔黄腻，脉弦滑。查空腹血糖6~7mmol/L。效不更方，守方再进，前方基础上加鸡内金10g、生山楂10g、蒲公英30g。14剂，服法同前。

2018年1月2日三诊：诉服上方后大便黏滞不爽改善，平素性情急躁，余未有明显不适。纳眠可，舌暗红，苔白腻，脉弦。查空腹血糖波动在7mmol/L上下。前方基础上加茵陈30g、炒山栀子10g、片姜黄10g、水红花子10g，去牡丹皮、赤芍、枸杞子、女贞子。14剂，服法同前。随访此患者3个月，血糖控制可。（程亚清，曲海顺，李雪，等. 吕仁和从肝论治2型糖尿病经验[J]. 北京中医药，2021，40（6）：587-590.）

糖尿病肝郁化火犯肺胃医案

张某，女，50岁，1999年5月20日就诊。病史：有糖尿病史6年，长期口服消渴丸，但控制尚好。现病史：1周前因下岗生气而病情反复，消渴丸增至10粒，每日3次（每10粒消渴丸内含优降糖2.5mg），但仍不能控制病情而来诊。

临床症见：口渴，多饮，多尿，心烦，易怒，阵发烘热汗出，血压偏高。实验室检查：BP 180/90mmHg，FBS 12mmol/L，PBS 20mmol/L。

西医诊断：2型糖尿病。中医诊断：消渴（肝郁化火犯肺胃）。

治疗方案：

1. 停服消渴丸，改为优降糖2.5mg，每日2次。

2. 中医予清肝泻火。方药：丹栀逍遥散加减，丹皮10g、栀子10g、柴胡10g、白芍12g、当归10g、石膏20g、知母10g、花粉20g、菊花10g、苦瓜30g为引。6剂。

治疗经过及疗效：药后口渴等症消失，FBS 8.9mmol/L，PBS 17mmol/L，但BP 160/90mmHg。再予6剂，另服卡托普利25mg，每日3次，控制血压。药后复诊：症状基本消失。BP 140/85mmHg，FBS 6.1mmol/L，PBS 10mmol/L。

糖尿病汗出异常医案

李某某，男，68 岁，1999 年 4 月 21 日就诊。病史：有糖尿病史 20 年，合并糖尿病肾病，糖尿病性视网膜病变及末梢神经炎史，使用胰岛素控制血糖，日用量为 48U。现病史：近 1 年来汗出异常。曾服玉屏风散、当归六黄汤、补中益气汤、三仁汤、归脾汤等治疗，也服用过血府逐瘀汤，均不效而来诊。

临床症见：易汗出，动亦汗出，夜卧自汗，阵发而来，与气候环境无关，烦则汗出更甚，伴见烦扰，眠不实，血糖不降，舌质淡红，苔白，脉细弦。

西医诊断：糖尿病自主神经病。中医诊断：汗证（肝虚自汗）。

治疗方案：

中医养血安神，敛肝止汗。方药：魏子孝教授经验方加减，桑叶 30g、白芍 30g、夜交藤 30g、生龙牡各 30g、山萸肉 30g、蝉蜕 10g、荆芥各 6g、当归 10g、太子参 12g、酸枣仁 10、淫羊藿 6g，6 剂。

治疗经过及疗效：药后汗出大减，夜眠安好，然动则气短，有久汗伤气之象，前方再入黄芪 15g，6 剂后诸症平。血糖得以控制，胰岛素日用量减至 40U。

糖尿病性胃轻瘫医案

一、病案 1

姜某某，男，60 岁。退休干部，2010 年 9 月 17 日由外院转来入住我院，住院号 173444。现病史：因反复恶心呕吐 1 周而入某医学院附属医院内分泌科。经检查诊断为 2 型糖尿病、糖尿病性胃轻瘫、陈旧性脑梗死，经皮下注射门冬胰岛素 30U、口服西沙必利、肌内注射甲氧氯普胺不效，按照消化科专家建议给予静脉滴注红霉素，仍无效，反而症状加重，最后行胃电起搏治疗，患者难受至极，上腹胀痛，家属要求中医科会诊。患者入药就吐，观其方乃健胃消食之类如太子参、白术、山楂、干姜、陈皮等，住院治疗 20 天，未获寸效，血糖波动极大，患者家属自动出院转来我院求治。

临床症见：胃脘痞胀，纳呆，食谷不化，朝食暮吐，暮食朝吐，甚至呕出苦胆汁水，其身有“鱼腥臭味”弥漫病房，患者神疲、体倦、懒言，形瘦皮消。腹诊：胃脘有振水声，喜温喜揉按。舌淡，苔白腻，脉弱，左关脉更弱。查体：神智清，对答切题。轻度恶病质，营养不良。血压、脉搏、呼吸、心率正常范围。腹软，肝脾不肿大无压痛。实验室检查：血糖波动大，难以控制，动态血糖监测得知最高值 20mmol/L，最低值 2.3mmol/L；血电解质：K^+ 3.27mmol/L，Na^+ 138mmol/L，Cl^- 95mmol/L，Ca^{2+} 2.24mmol/L；肝肾功能正常；糖化血红蛋白 9.7%；血脂六项正常。

西医诊断：2 型糖尿病，糖尿病性胃轻瘫，低钾血症，陈旧性脑梗死，高血压。中医诊断：消渴伴痞证（肝虚脾壅证）。

治疗方案：

1. 补肝疏土。方药：柴平汤加减，柴胡 9g、枳壳 10g、厚朴 12g、苍术 9g、当归 10g、法半夏 12g、太子参 15g、黄芪 9g、桂枝尖 9g。煎服法：800ml 浓煎取汁 150ml，温药点舌法频服之。

2. 西药支持。纠正水电解质紊乱，控制血糖波动，予门冬胰岛素持续皮下注射（美敦力 712 胰岛素泵）。

3. 药膳支持。微焦黄的粳米锅巴加入生姜汁煮成粥，少量多次进食，榨菜佐餐，逐步过渡到面条、米饭，正常饮食。禁忌生、冷、荤腥等不易消化食物。

治疗经过及疗效：治疗 3 天后呕吐明显减轻，患者知饥思食，大便得通，血糖得以控制平稳，家属大喜，其子感其父 20 多日未吃一次“正餐”，买来鲤鱼汤，不料食后 2 小时即呕吐殆尽，随后 3 天均出现频繁呕吐清水痰涎，几乎无食物，且胃脘痞胀，低血糖发生，即刻调整胰岛素输注剂量，加强输液支持，同时告诫目前一定禁忌生、冷、荤腥等不易消化食物！扪诊胃脘不温，手足微凉，舌淡苔滑而白腻，脉沉弦细。上方去当归、黄芪，入生姜 30g、附片 12g、细辛 6g 水煎，取汁每次服 20~50ml 点舌沁润下咽。同时给予温针灸中脘穴一壮。只以上述药膳为餐。

如此治疗4日后，呕吐渐止，再3日，能主动索要食物，全然不吐，大便2日一次，成形，血糖稳定，血电解质检查恢复正常。恢复面条食物，舌质转红，故调整药方，减去附片、细辛。入院第12天病情稳定，血糖空腹6.2mmol/L，餐后2小时8.9mmol/L，血清钾正常，逐步过渡到平常饮食，停用胰岛素泵和静脉输液支持治疗，改为皮下注射门冬胰岛素30R针，每日2次，控制血糖，中药改为香砂养胃丸汤剂善后，连续观测7天，未再出现消化道症状，血糖平稳，出院。

按：糖尿病性胃轻瘫是指糖尿病患者出现胃动力障碍、排空延迟，但不伴有机械性梗阻的一组综合征，常见的临床表现为恶心、呕吐、上腹饱胀、嗳气、上腹痛，严重的导致消瘦、轻度恶病质，极易导致不可预测的血糖波动，加速糖尿病恶化。中医学无胃轻瘫病名，多归于“痞胀”“呕吐”等范畴。

糖尿病性胃轻瘫的西药治疗主要是促胃动力药物，如甲氧氯普胺，为中枢及外周神经多巴胺受体拮抗剂，具有促胃动力和止呕作用。此类药物还有多潘立酮、西沙必利等，一般而言，多数胃轻瘫的患者用此类药物有效，但是本例无效；红霉素是胃动素受体激动剂，对食管、胃及十二指肠具有强烈的促动力作用，多用于经过甲氧氯普胺、多潘立酮、西沙必利治疗无效或者耐药的患者，然而此例患者用之也无效。在这种情况下给予胃电起搏治疗，病情反而加剧，无奈请了中医科会诊，换用中药健胃消食之类，患者入药即吐，还是无效。此例乃难治性严重性糖尿病性胃轻瘫。

糖尿病性胃轻瘫，其根源当责之于血糖高导致的并发症，西医学认为是高血糖导致胃肠电节律紊乱所致的消化道运动障碍，中医多数认为是胃失和降，肠失传化，壅塞为病。（黄颖秋. 胃轻瘫综合征的诊断与治疗[J]. 世界华人消化杂志，2001，9（10）：1162-1164.）此例当诊断为消渴病伴痞证，辨证为肝虚脾壅证。因为消渴病（2型糖尿病）总的病机是“肝失疏泄，脏气失和，气血津液代谢异常，阴阳水火调节失衡”。（王智明，魏子孝. 从肝论治消渴（糖尿病）的理论探讨[J]. 中国中医基础医学杂志，1999，5（4）：34-35.）清代周学海《读医随笔》：“肝者，贯阴阳，统气血……握升降之枢。”肝乃三焦气机升降出入之枢纽（刘渡舟，杨波. 肝胆源流论[M]. 北京：人民卫生出版社，2016.)，患者年过六旬，患糖尿病10多年，阴损及阳，且《黄帝内经》云“年五十，肝气始衰”，加之患者遍服中西诸种降糖药物必是脾胃之气已然受损，故成肝虚脾壅之证，水谷不运化，中焦气机紊乱而见胃脘痞胀，纳呆，食谷不化，朝食暮吐，暮食朝吐，甚至呕出苦胆汁水等症状，“鱼腥臭味”，胃脘有振水声，喜温喜揉按，乃肝阳不足水湿停聚之象，神疲体倦懒言，形瘦皮消乃久吐气阴两伤之征，舌淡，苔白腻，脉弱、左关脉更弱为肝虚脾壅指征。四诊合参，属消渴病伴痞证之肝虚脾壅证，治法以补肝疏土、温阳和胃，中焦气机升降正常，水谷得以运化，停饮必除，诸症可愈。故选用柴平汤加减以补肝疏土。因为患者呕吐既久，胃不受纳药物，未免于药入即吐，采用取汁每次服20~50ml点舌沁润下咽给药法，是以见效，后因食用鱼腥之物，伤及肝脾之阳气导致病情反复，《黄帝内经》云“肝用辛补之”，故以生姜、细辛以温补肝阳，加用附片暖脾胃之阳，姜、辛、附并用，肝阳得复，气机升降正常，停饮得除，血糖稳定病愈出院。

二、病案2

患者李某，男，59岁，2015年11月4日来诊。主诉：口渴多饮7年，伴胃脘部嘈杂不舒、恶心半月余。来诊症见：胃脘部嘈杂不适，并有灼热感，恶心，腹胀，食后尤甚，时有嗳气、反酸，口干、口苦，痰多，食欲不振，急躁易怒，夜寐差，大便秘，2~3日一行，小便可。查体：舌红，苔黄腻少津，脉弦略数。剑突下无压痛，无反跳痛及肌紧张，肝脾肋下未触及，肠鸣音4次/min，BP：130/85mmHg。辅助检查：空腹血糖：7.8mmol/L；糖化血红蛋白(HbA1c)7.7%。肝胆脾胰彩超未见异常。胃镜未见明显异常。立位腹平片未见异常。

西医诊断：2型糖尿病，糖尿病性胃轻瘫。中医诊断：痞满(肝胃郁热)。

治法：治以疏肝理气、清胃泻火。

方药：柴胡15g、黄芩15g、黄连10g、陈皮15g、白芍15g、枳壳10g、厚朴15g、酒大黄7.5g、法半夏10g、知母20g、麦冬20g、焦山楂15g、焦神曲15g、焦麦芽15g、瓦楞子15g、甘草15g、茯神15g、远志15g。7剂，日1剂，水煎服。10天后患者复诊，诸症减轻，继服5剂，7天后随访，患者胃脘嘈杂、恶心、食欲不振及大便秘结症状基本消失。

按：此患者临床表现为胃脘嘈杂，有灼热感，并伴有反酸，口干，口苦及大便秘，为里热炽盛的表现，结合症状体征及舌脉，辨为肝胃郁热证。急躁易怒，肝失疏泄，郁滞日久化热，横逆犯胃，胃失和降，则见胃脘嘈杂、恶心，灼热并有反酸；克乘脾土，脾气亏虚，运化失常则表现出腹胀，食欲不振，痰多；肝火上炎则口干、口苦；灼伤肺阴，因肺与大肠相表里，故见大便秘结；热扰神明则寐差。选用大柴胡汤加减治疗，柴胡、黄芩、黄连三药相配以清肝胃郁热；陈皮、枳壳及厚朴合用疏肝行气解郁；大黄用量较小，通便同时不伤阴液，酒制后善泄阳明胃经之热；半夏化痰降逆止呕；焦三仙与瓦楞子兼顾消食和胃、制酸止痛；知母与麦冬滋阴润燥；白芍与甘草相配酸甘化阴，补充消渴阴液之不足，缓解口干症状；茯神、远志助眠安神，改善因肝火上炎导致的神明不安。（赵思郁，张兰. 张兰从肝论治糖尿病胃轻瘫经验 [J]. 中医药临床杂志，2016，28(8)：1082-1084.）

糖尿病皮肤瘙痒症医案

一、湿热淫肝夹瘀案

李某，男，56 岁。交通警察。2010 年 10 月 7 日入院。住院号 173822。病史：有糖尿病史 10 年。先后口服消渴丸、二甲双胍、格列齐特，血糖控制不理想。平素口苦、喜饮、大便秘结。现病史：近半年来出现皮肤瘙痒、起红疹细小如“痱子”，就诊于西医院皮肤科，诊断为玫瑰糠疹，给予抗病毒（阿昔洛韦）治疗 10 余日不效，更医，改为按照慢性荨麻疹治疗，与氯雷他定口服，仍瘙痒，并且逐渐加重，某医生给予静脉滴注抗病毒药物联合地塞米松 5mg 治疗，当天瘙痒消失，次日复痒，加重，胸腹遍生红疹，出现小水疱，搔破后渗出微红色液体，痒可稍止，且血糖空腹达 12mmol/L，遂来门诊求治。收入院。

临床症见：瘙痒甚，全身皮肤布红疹、抓痕、胸腹为甚，大腿内侧、阴囊瘙痒难以入睡，痛苦莫可名状，烦躁、口苦，口渴，喜冷饮，舌质红，苔黄微腻，脉数。实验室检查：空腹血糖 15.6mmol/L，餐后血糖 22.3mmol/L，TG(甘油三酯)3.12mmol/L，CHOL(总胆固醇)4.13mmol/L，HbA1c(糖化血红蛋白)9.3%。肝肾功能正常，血尿酸 423mmol/L，空腹胰岛素 23mU/L，空腹 C 肽 0.57ng/ml，尿酮(++)，血常规正常。

西医诊断：2 型糖尿病合并酮症、皮肤瘙痒症。中医诊断：消渴病(肝郁化火犯肺胃)兼发湿热疮(湿热淫肝夹瘀)。

治疗方案：

1. 糖尿病饮食，清淡少油，戒酒，忌羊肉、狗肉、香菜、牛奶等物。

2. 停用一切口服降糖西药。予持续皮下胰岛素输注(continuous subcutaneous insulin infusion，CSII)门冬胰岛素泵入控制血糖。

3. 丹红注射液 30ml+ 生理盐水 250ml 静脉滴注。每日 1 次。

4. 调肝泻火、祛湿活血，解毒止痒。药用龙芩消疹汤：龙胆草 6g、黄芩 9g、栀子 9g、白蒺藜 30g、当归 12g、连翘 12g、紫草 12g、白鲜皮 12g、天花粉 20g、丹参 20g、桑白皮 20g、大黄 4g、甘草 4g。水煎服，日 1 剂。

治疗经过及疗效：经过上述方案治疗，次日血糖空腹降到 7mmol/L，餐后血糖 8mmol/L，尿酮转阴。3 天后停用 CSII 改为皮下注射，1 周后血糖控制达标，空腹 5.2mmol/L，餐后血糖 7.8mmol/L。血脂 TG 2.12mmol/L。胰岛素具体用法是：诺和锐 30R，早 18U、中 4U、晚 14U。餐前立即皮下注射。皮肤瘙痒 3 天后逐渐减轻，红疹消失，1 周后基本不痒，抓痕变淡，两周后生皮疹之处见皮肤脱屑，皮肤光复如故，完全不痒诸症消失出院。

二、血虚肝旺夹瘀血案

朱某，女，52 岁，教师，2009 年 8 月就诊。病史：患糖尿病 8 年。口服阿卡波糖(拜糖平)、格列美脲控制血糖，一直病情平稳。现病史：近 1 年来出现阵发心烦，入夜皮肤里面如虫爬行，起身开灯检视全身并无虫类异物可见，皮肤微有瘙痒，恰逢月经停闭，自以为更年期所致。自购大豆异黄酮口服无效，有医者建议口服小剂量雌激素也无效，瘙痒渐重，近半年更增阴部瘙痒钻心，自用妇炎洁洗之稍微改善，入夜瘙痒复作，就诊于妇科，排除外阴白斑变性病变，阴道滴虫检测阴性，按照老年性阴道炎治疗几乎无效，转投某中医治疗，先投消风散，用荆芥、防风、蝉蜕之类无效，因患者皮肤如虫爬行，遂按张仲景“反无汗，其身如虫行皮中状者，此以久虚故也”，断为正虚邪入，营卫不和，用汗法，处方桂枝汤，药后非但无效，反而瘙痒更甚，患者夜不能寐，血糖飙升到 10mmol/L，故来内分泌科就诊。

临床症见：自感周身皮下如虫蚁爬行，瘙痒，皮肤无团块、红疹等，入夜加重，阴部为甚，大阴唇处特痒钻心，严重时需要自己用针头刺破出血方可以止痒，痛苦莫名。查周身皮肤未见疹、疖，日间面色萎黄，神情疲惫，入夜则心烦面赤，阵发燥热汗出，但无头痛恶风，阴部瘙痒难耐，舌质红，苔白，脉象细数。实验室检查：空腹血糖 10.5mmol/L，餐后血糖 17.5mmol/L，血脂 TG 2.8mmol/L，CHOL 4.7mmol/L。肝肾功能正常。血常规正常。尿酮体阴性。空腹胰岛素 18mU/L，空腹 C 肽 1.62ng/ml。

西医诊断：2 型糖尿病并皮肤瘙痒症。中医诊断：消渴病（血虚肝火）兼阴痒症（血虚肝旺夹瘀血）。

治疗方案：

1. 糖尿病饮食，清淡少油，戒酒，忌羊肉、狗肉、香菜、牛奶等物。忌辛辣燥性食物。

2. 调整降糖药物。瑞格列奈（诺和龙），每次 1mg，每日 3 次，餐前口服。睡前注射甘精胰岛素 10U。口服甲钴胺胶囊。

3. 中医养血柔肝，息风止痒。方药：白芍 30g、白蒺藜 30g、当归 12g、马齿苋 12g、桑叶 30g、柴胡 12g、生地黄 12g、枸杞 12g、钩藤 10g、夏枯草 10g、鸡血藤 30g。水煎服，日 1 剂。

治疗经过及疗效：经上述治疗，次日血糖下降，3 天后血糖降至空腹 6.7mmol/L，1 周后血糖空腹 5.3mmol/L，餐后 8.1mmol/L。皮肤如虫爬行现象消失，阴部瘙痒明显减轻，二诊在原方基础上再加仙鹤草 20g，1 周后阴部瘙痒完全消失。诸症消失、血糖稳定。

按：在糖尿病的各个时期，可出现多种皮肤病变，其发生率达 25%~35%。其中糖尿病皮肤瘙痒症，在糖尿病中最为常见，发生率为 10%~40%。其中全身广泛皮肤瘙痒者，多见于老年患者，部位不定，时间不一。局限性瘙痒多见于外阴及肛门周围，女性多见。皮肤瘙痒虽然是小恙，但是严重影响糖尿病患者的生活质量，干扰睡眠，导致血糖波动难以控制，甚至引发皮肤溃疡、感染乃至截肢！

西医学认为糖尿病皮肤病变多由微血管病变、神经病变、代谢障碍以及感染等因素单独或相互作用而引起。多数采取对症治疗，如严格控制血糖、抗组胺药物等，但是疗效并不理想。

中医学认为瘙痒多与火、湿热、虚、风等因素相关。如《黄帝内经》："诸痛痒疮，皆属于心。"加之传统上认为糖尿病乃是消渴病，其病机多从"阴虚燥热"立论，故一见身痒之症就予以清热、燥湿祛风、止痒，即用消风散等，也有医家宗仲景之法调和营卫者，然用诸临床其效甚微。

临床实际中，糖尿病皮肤瘙痒中医辨证常呈现虚实夹杂、多证相兼的复杂特征，但血瘀常常是糖尿病皮肤病变中的基础证候，病位虽在皮肤，然当责之于肝，因为消渴病总的病机乃是"肝失疏泄，脏气失和，气血津液代谢异常，阴阳水火调节失衡"。（王智明，魏子孝. 从肝论治消渴（糖尿病）的理论探讨 [J]. 中国中医基础医学杂志，1999，5（4）：34-35.）以此立论，糖尿病皮肤瘙痒症的辨证论治可分为虚实两型；即血虚肝旺夹瘀血型、湿热淫肝夹瘀血型。

湿热淫肝夹瘀案，系中医之"消渴并发湿热疮"。综合四诊，其机制乃是肝郁化火，伤阴入血，兼有湿邪。消渴病总的病机乃是"肝失疏泄，脏气失和，气血津液代谢异常，阴阳水火调节失衡"。（王智明. 魏子孝. 从肝论治消渴（糖尿病）的理论探讨 [J]. 中国中医基础医学杂志，1999，5（4）：34-35.）《素问·至真要大论》病机十九条指出"诸痛痒疮，皆属于心"，也有观点认为"皆属于火"，此例乃是言肝火。从痒疹分布部位看也多是肝经循行部位，患者皮肤出现小水疱，搔破后渗出微红色液体痒可稍止，故知当有湿邪。皮肤红疹，知浮络有瘀血。故此立调肝泻火、祛湿活血、解毒止痒之法则治疗。古方龙胆泻肝汤乃清肝胆实火的专方，善治肝胆实火上炎、肝胆湿热下注诸疾。此例仿龙胆泻肝汤，创立了龙芩消疹汤，王智明等以为方中龙胆草、黄芩、栀子调肝泻火，辅以治疗皮肤痒疹专药白鲜皮、桑白皮清热燥湿、白蒺藜祛风止痒，佐以紫草、丹参凉血解毒活血通络、连翘消疹，花粉润燥解毒，张锡纯言其“天花粉，为其能生津止渴……又善通行经络，解一切疮家热毒”，并配少许大黄增强泻火解毒之力，使以甘草调和诸药，如此，龙芩消疹汤不仅长于调肝泻火，又可以祛湿活血、解毒，祛风止痒，成为消疹止痒妙方，是以获效。临证经验，本方常用于糖尿病皮肤有疹之瘙痒，对于痘疮、即所谓痤疮也有良效。

消渴并阴痒症，综合四诊，王氏以为其机制乃是血虚肝旺兼有瘀血。消渴病总的病机乃是“肝失疏泄，脏气失和，气血津液代谢异常，阴阳水火调节失衡”，患者年过五旬，经血已停，面色萎黄，神情疲惫，故知肝血亏虚。肝血不足，则血虚生渴，王肯堂《灵兰要览·渴》云:“治渴必须养血，盖血即津液所化，津液既少，其血必虚，吐血之后，多能发渴，益知渴病生于血虚也。”血虚内热必生，故见入夜则心烦面赤，肝火化燥生风，则见皮肤内如虫蚁爬行、瘙痒，外阴乃肝经所过，血虚肝旺，风从内生，血虚阴部皮肤失于滋润，风胜血燥而瘙痒极盛，经云“诸痒属虚”是也！此种病症，切记不可妄投风药，当遵“治风先治血，血行风自灭”原则，立养血柔肝，息风止痒治法，方中白芍、生地黄、当归、枸杞以养肝血为主，辅以柴胡、马齿苋疏肝柔肝，桑叶、白蒺藜、钩藤柔肝息风止痒，妙用钩藤，用其平肝镇静安神，极具止痒之效，马齿苋配桑叶养血敛肝止汗，本例汗出，夜卧自汗，阵发而来，与气候环境无关，烦则汗出更甚，乃是肝虚自汗，而非营卫不和，《本草纲目》载有马齿苋汁治疗产后虚汗，即为肝血虚自汗。佐使夏枯草以调肝泻火、养血柔肝，《临证指南医案》载夏枯草“补养厥阴血脉”，增强平肝息风之功，现代药理研究，夏枯草具有降压、降糖、抗菌、抗炎、抗过敏及抗病毒等作用。更以鸡血藤养血活血行血以达血行风自灭之目的。诸药合用，具有养血柔肝，镇静安神、息风止痒之功，本方对于糖尿病无疹瘙痒症，用之多有良效。

糖尿病勃起功能障碍医案

屈某，男，32 岁，业务员。因发现血糖高 3 个月，婚后房事不满意 1 个月，于 2010 年 10 月入院。住院号 201207。现病史：患者 3 月前体检发现血糖高，空腹达到 12mmol/L，门诊医生处方格华止（二甲双胍）500mg，每日 1 次。1 个月后自测血糖空腹降到 8mmol/L，因筹备婚事，未再就诊，一直口服格华止，也没有继续监测血糖，婚后出现勃起功能障碍，自己上网，见“糖尿病伤肾”“二甲双胍会伤肾”一说，遂停用格华止，自以为“肾虚”，网购海狗油等“补肾”之品服用 1 个月，不仅无效，还出现口渴、乏力等症，又增加精神紧张焦虑，故来诊治。门诊测得血糖空腹达 18mmol/L，尿糖（+++），尿酮体（-）。

临床症见：口渴、乏力、体倦，言谈略显焦虑，勃起乏力，阴茎隐隐坠胀牵引少腹微痛，余无不适。舌质淡红苔白微腻，脉弦滑。无糖尿病家族史。查体：血压、发育营养、心肺正常，生殖器外观正常。实验室检查：空腹血糖 18mmol/L，餐后 2 小时血糖 28mmol/L，血脂 TG 2.1mmol/L，TC 5.18mmol/L，HbA1c 8.9%，肝肾功能正常，性激素 T（睾酮）24.3nmol/L，雌二醇 E_2 102pmol/L，催乳素 PRL 0.48nmol/L，均在正常范围。甲状腺功能：T_3 0.92ng/ml，T_4 48ng/ml，TSH（促甲状腺激素）10.1ng/ml，皮质醇正常，B 超示轻度脂肪肝，阴茎动脉血流彩色多功能超声检查未见异常。

西医诊断：2 型糖尿病，糖尿病勃起功能障碍。中医诊断：消渴并阳痿（肝气郁结、宗筋失用）。

治疗方案：

1. 基础治疗。糖尿病饮食，药膳：枸杞、山药、糙米饭。

2. 心理疏导。

3. 指导餐后运动并练习调肝理糖康复功。

4. 控制血糖。门冬胰岛素皮下持续输注。

5. 疏肝理气、滋阴通脉、壮阳起痿。方药：丹血起痿汤，丹参 20g、鸡血藤 30g、柴胡 12g、白芍 20g、当归 15g、地黄 20g、枸杞 12g、麻黄 3g、附子 6g、细辛 3g。水煎服。

治疗经过及疗效：1 周后，患者血糖控制良好，空腹 6.1mmol/L，餐后 2 小时 8.9mmol/L，口渴、乏力、体倦等症状消失，晨起勃起现象明显，小便后少腹微痛。上述中药加入小茴香 9g 理气止痛。2 周后，停用门冬胰岛素皮下持续输注，监测全天 7 点血糖：空腹 5.8mmol/L，早餐后 7.8mmol/L，中餐前

4.5mmol/L，中餐后 6.8mmol/L，晚餐前 5.1mmol/L，晚餐后 6.9mmol/L，睡前（10：00pm）6.2mmol/L。诸症消失，带中药汤剂 7 剂出院。随访当晚夫妻同房圆满。随访 3 月后告知其妻受孕，仅用饮食控制联合运动，坚持调肝理糖康复功练习，血糖控制理想，勃起功能完全正常。

按：本例为男性、年轻 2 型糖尿病患者，因婚后房事不能且血糖居高不下而就诊。经过检查排除了器质性勃起功能障碍。也排除了其他内分泌疾病，例如甲状腺功能减退、皮质醇增多症、垂体、睾丸疾病导致的勃起功能障碍，诊断为 2 型糖尿病勃起功能障碍。

糖尿病勃起功能障碍乃糖尿病代谢异常所致，文献报告勃起功能障碍（ED）是糖尿病常见的并发症之一。糖尿病患者的 ED 发病率比正常人群高 3~4 倍，糖尿病男性患者中有 23%~75% 并发 ED，发病率随年龄增长逐渐增高，40 岁以下糖尿病患者的发病率约为 30%，40 岁以上者约为 50%，70 岁以上者可达 70% 以上，与非糖尿病相比较，糖尿病患者 ED 的发病要早 10~15 年。糖尿病病史 10 年以上者发生 ED 的可能性较发病 5 年以下者高出 1 倍。同时，ED 可能是糖尿病和高血压的早期标志。西医学认为该病的主要病理机制为：①神经源性勃起功能障碍，阴茎的自主神经病变对糖尿病 ED 的病理生理起着主要的作用。②血管源性勃起功能障碍。③内分泌性勃起功能障碍。下丘脑 - 垂体 - 睾丸轴系疾病、甲状腺肾上腺疾病以及高催乳素血症均可以导致糖尿病男子发生 ED。本病例经过检测可以确定主要原因是属于糖尿病自主神经病变导致的 ED。西药治疗主要选择磷酸二酯酶 5 抑制剂如西地那非，对 60% 以上的糖尿病 ED 患者有效。但也有一些患者无效。因为高葡萄糖的毒性问题没有得到解决，“在过去的 15 年期间，许多发病机制的研究均取得了进展。首先得到证实的是，葡萄糖确实是一种神经毒素”。（C.Ronald Kahn，Gordon C.Weir，George L.king，et al.Joslin 糖尿病学[M]. 潘长玉，主译. 北京：人民卫生出版社，2007.）因此本例采用 CSII 治疗可以很好地解决糖毒性，对于恢复自主神经功能起到重要作用；同时文献报告经过 CSII 强化治疗可以使得患者的胰岛分泌 1 相功能得到恢复，患者就可以长期稳定控制血糖水平。（翁建平，李延兵，陈小华，等. 短期持续胰岛素输注治疗对初诊 2 型糖尿病患者胰岛 β 功能的影响 [J]. 中国糖尿病杂志，2003，11(1)：10-15.）本例经过 CSII 治疗后，不吃药、不打针、血糖控制理想，极其有利于神经修复。

糖尿病 ED 属中医消渴病“阳痿”范畴。王智明认为消渴病总的病机乃“肝失疏泄，脏气失和，气血津液代谢异常，阴阳水火调节失衡”。肝主筋，足厥阴肝经绕阴器而行。消渴病阳痿，其始也，责之肝失疏泄，气机阻滞，阴血不达宗筋，则宗筋不聚而不举；其久也，乃肝阳衰微，则宗筋无以作强。从本例发病情况看，肝为“罴极之本”，为婚事操劳，以致肝失调达，气机瘀滞，气血津液代谢异常，则上见口渴、乏力、体倦，下见宗筋不聚而阳痿，故辨证属于肝气郁结、宗筋失用之证，治以疏肝理气、滋阴通脉、壮阳起痿。处方丹血起痿汤。本方以柴胡，白芍，当归疏肝理气为主，地黄、枸杞、丹参，鸡血藤滋阴通脉为辅，《黄帝内经》指出，肝在天为风，在地为木，王于春。故立以风药疏补肝阳配入麻黄、附子、细辛为佐使，诸药合用，肝气得以调达，气血津液代谢正常，宗筋则能正常聚举，共成疏肝理气、滋阴通脉、壮阳起痿之功。方药对证，是以获效。

本例治疗还给糖尿病患者一个警醒，那就是阳痿并非都属于“肾虚”，更不能随便购买补肾壮阳的保健品服用，尤其年轻男性 ED，一定要注意监测是否有罹患糖尿病。（王智明．中医从肝论治 2 型糖尿病——方药研究和临床应用 [M]. 北京：人民卫生出版社，2015.）

糖尿病视网膜病变医案

王某，男，57 岁，2021 年 2 月 10 日初诊。血糖升高 12 年，视物模糊 1 年。12 年前诊断为“2 型糖尿病”，院外自行购买中成药口服降糖，未规律监测血糖。近 1 年出现视物模糊，眼干瞬目，就诊当地诊所，予以调整为盐酸二甲双胍缓释片 1g，每日 2 次，格列美脲片 2mg，每日 1 次降糖治疗，间断监测空腹血糖 6.0mmol/L 左右。此次就诊空腹静脉血糖 7.7mmol/L，糖化血红蛋白 6.7%，眼底照相示双眼视盘边界清楚，C/D=0.15，A/V=2∶3，后极部视网膜散在片状出血灶，少许渗出。OCT 示双眼黄斑中心凹形态正常，神经纤维层连续，各层反射清楚。刻下见视物模糊，眼前黑花，目睛干痒，偶有下肢酸软，头晕耳鸣，无肢端疼痛、麻木、蚁行等异常感觉，夜间略有口干，寐可，有时多梦，大便干，食可，小便正常。舌淡红，少苔，脉沉细。西医诊断为双眼糖尿病视网膜病变Ⅰ期。中医诊断为消渴内障(肝肾亏虚，目络失养证)。治以滋补肝肾，柔养目络。方用杞菊地黄汤加减。药用枸杞子 25g、杭菊花 18g、熟地黄 18g、泽泻 10g、山萸肉 15g、牡丹皮 10g、山药 15g、茯苓 10g、女贞子 15g、旱莲草 15g、三七粉 3g、酸枣仁 20g、玄参 15g、麦冬 12g。7 剂，水煎服，日 1 剂，分两次服。

2021 年 2 月 19 日二诊：眼花眼干症状改善，头晕耳鸣偶作，口干之状已无，夜间睡眠好转，纳可，小便如常，大便畅。原方去酸枣仁，加丹参 20g，继服 10 剂，服法同前。

2021 年 3 月 1 日三诊：症状基本缓解，目无昏花、涩痒不适。二诊方去玄参、麦冬、三七，加狗脊 15g、杜仲 15g。继服 10 剂以资巩固。

DR 是中老年人群失明的主要原因之一。肝气不舒、精气不至，肝火上炎、目络受灼，肝血亏少、血运失调，肝阴不足、目体失养等均可发病，从肝论治，补其不足，泻其有余，散其壅滞，以复光明。(张银银，郑应红，韩文哲，等. 李新华从肝论治糖尿病视网膜病变经验 [J]. 实用中医药杂志，2022，38(5)：843-844.)

糖尿病性便秘医案

肝为三焦气机升降出入之枢纽，上通下达、贯通十二经脉。若肝气疏泄不力，上可致肺气宣降失常，下可致大肠传导失序，或便秘，或溏泄，在所难免。便秘病是消渴病常见的变证(胃肠自主神经病变)，临床上通腑宣肺者不少，而从肝论治又是治疗消渴病顽固便秘变证的重要方法。万巧巧等报道，介绍胡爱民教授从肝论治糖尿病性便秘颇有心得，载录其验案如下。

冯某，女性患者，61 岁。患消渴病(2 型糖尿病)9 年，便秘年余，特点是大便干结、排出难解，深夜饥饿、胃中嘈杂不舒，四肢无力，口干而渴，饮水较多，情志抑郁，焦虑难安，燥热不爽，双腿寒凉且伴足趾麻木，多尿，夜尿较频，日 3~4 次，眠浅易醒，其舌质红，边尖少苔，中部舌苔黄厚，双脉弦。证型为肝胃郁热、气机郁滞，采用疏肝清热、养胃滋阴。方用疏肝经方四逆散化裁之，以柴胡 8g、甘草 6g、枳实 10g、白芍 10g、黄连 10g、黄芩 10g、川芎 10g、郁金 10g、木香 10g、砂仁 10、沙参 10g、麦冬去心 10g、海螵蛸 10g、苏梗 10g、柏子仁 20g、火麻仁 20g。水煎两次分服，日 1 剂，共 7 剂。复诊时，大便日 1 次，便条变软，然排便稍无力，夜间饥饿及嘈杂感若失，燥热等症不显，腿部畏寒肢冷及麻木明显好转，小便调，眠安如常，舌质仍红，边尖少苔乏津，中部舌苔稍黄，脉弦。继上方去柏子仁、火麻仁、海螵蛸、苏梗，改黄连 6g，再服 5 剂。三诊，大便如常，诸证皆失，其舌红，苔薄白，边尖少苔，上方再进 7 剂以巩固之，并嘱患者养成定时排便之良好习惯。

万巧巧分析认为，本例患者平素易焦虑，抑郁伤肝，肝郁日久化火，肝火犯胃，加之嗜食肥甘，胃热内生，热盛伤阴，胃阴亏虚，腐熟受纳失常，则胃中饥饿嘈杂不适；热甚津伤，加之气机郁滞，津液运行障碍，津不上承，则口干多饮；肝郁气滞，情志不畅，则易烦躁；气机郁滞，气血运行障碍，肢端失养，温煦失职，则双下肢发凉、脚趾麻木不适；胃热津伤，肠道失润；肝气郁结，阻碍气机，清气不升，浊气不降，肠道之气不行；气机不畅，阻碍血液运行，日久瘀血内生，使肠壁血行迟缓涩滞，均可致便秘。方中柴胡、芍药、枳实、甘草为四逆散之意，气血并调，升降相宜，共奏疏肝理气，调和脾胃之效，气机流转，大便自通；苏梗入脾胃，行气止痛；木香、砂仁行气和胃；黄连、黄芩清中焦火热；沙参、麦冬养胃阴，共奏清胃热养胃阴，理气和胃之功，则胃部饥饿嘈杂感自除，夜寐自安；海螵蛸制酸止痛，可抑制胃酸分泌，亦可改善胃部饥饿嘈杂感；患者病程较长，日久瘀血内生，故加川芎、郁金行气活血化瘀；柏子仁、火麻仁为温润之品，润肠通便而不伤正，尤宜于老年人，加用二者急解便难之苦。（万巧巧，胡爱民. 胡爱民教授从肝论治糖尿病性便秘的经验介绍 [J]. 中西医结合研究，2015，7（6）：325-326.）

糖尿病肾病兼证医案

汪超等报道了蛋白尿、视物模糊、水肿、便秘、心悸5个糖尿病肾病兼证典型病案，以从肝论治为法取得了理想效果，其方药采用疏肝代表方之四逆散化裁而来的柴胡疏肝散、逍遥散等为主，从临床角度为我们提供了从肝论治糖尿病及其并发症、合并症的有力证据，值得借鉴。

一、蛋白尿辨治医案

蛋白尿是消渴病肾病临床特征性表现，往往出现在糖尿病发病的数年之后，处理不当则会逐渐发展为肾功能衰竭，由代偿期向失代偿期、肾功能衰竭期、尿毒症期不可逆发展。中医学认为，蛋白质属于精微物质，在气化作用下，作为“清气”蒸腾上升以运化营养于周身，一部分则封藏于肾，但若消渴病肾病患病日久，气化不力而失于固摄，水液精微混杂而下，清气不升反降，故出现蛋白尿。“蛋白”“糖”属于中医之“精微”物质范畴，宜封藏不宜外泄，这与西医学认为蛋白、糖等营养物质在肾小管应被重吸收的机制相同。而肝为三焦诸脏气机升降出入之枢纽，主疏泄而枢调周身之气化，又主藏血，体阴而用阳，性喜条达而恶抑郁，一旦肝气疏泄枢调失常，则常会忤逆三焦。肝能疏泄，疏调脾胃，若肝失疏泄，可导致脾土运化失司而失于统摄升清，清阳不升，精微下注，形成蛋白尿。肝能疏泄、枢调肾水肾精之气化，若肝气用强而疏泄太过，下忤于肾，肾失封藏之职，精微下泄，也致蛋白尿。其治以疏肝和枢、健脾固肾为法。

汪超等报道了消渴病肾病蛋白尿辨治医案，一40岁女性患者，患消渴病15年，糖尿病肾病确诊3年，就诊时患者神疲乏力，面黄无华，口苦，纳少腹胀，情志抑郁，大便溏稀，舌红少津、苔薄，脉弦细。化验尿蛋白(++)，尿白蛋白排泄303mg/d，肾功能正常。中医诊断消渴、下消(肝郁脾虚)，治宜疏肝健脾、补肾填精。方以白术芍药散合参芪地黄汤加山药30g、黄精15g、菟丝子20g、香附10g、沙苑子10g。服药半月后，症状减轻，此后化裁继服半年，复查尿蛋白转阴。

汪超等认为，消渴日久，耗气伤阴致气阴两虚，逐渐五脏阴阳亏虚。蛋白尿的根本原因主要在于肝脾肾三脏亏损、精气外泄，故应疏肝和枢、健脾固肾。方中柴胡、白芍、沙苑子、香附等疏肝养肝，“肝肾同源”，母子相生，肝藏血，肾藏精，精与血相互资生，肾精充足，肝血得以滋养；肝血充盈，血可化精，肾精得以充满；参芪地黄汤健脾益气、补肾填精。

二、水肿辨治医案

西医学认为，水肿是糖尿病肾病患者临床体征中一种独特现象，与肾脏功能有关。肾脏受损时，水钠潴留而呈现水肿。中医学认为，肾为水脏，《中藏经》曰：“肾壮则水还于肾，肾虚则水散于皮。”然肝为三焦诸脏气机之枢纽，主枢调一身之气化活动，“水液代谢”现象中医谓之“气化则能出矣”，肝气疏泄气化如常，则肺气宣降正常，水道通调不乱，则水液排泄畅利。《格致余论》曰：“主闭藏者，肾也，主疏泄者，肝也。”故有“乙癸同源，肝肾同治”之说。若肝失疏泄，气机枢调失常，气化郁滞，则影响水液的升降出入，水液内停，小便难下，则发为水肿。肝属木，肾主水，水涵木，肝虚则疏泄无能，肝气肝阳不足，阳气困乏，子盗母气，肾气肾阳亦为之虚损，肾之开阖调节失常，水不化气，停聚发为水肿。

汪超等报道，一 45 岁女性糖尿病肾病患者，2 年多来反复水肿，近 1 个月加重。患糖尿病史 10 年。就诊时，症见面色灰暗、身肿，腰以下为甚，尿少、腰痛、畏寒肢冷、倦怠嗜卧、郁闷不乐、咽部有痰梗阻不爽，舌淡质胖、苔白、脉沉细无力。中医诊断消渴病，水肿(肝郁肾虚)。阳气困乏，水气阻滞，治宜疏肝理气、温化下元。方以逍遥散合肾气丸加黄芪 30g、党参 15g、云苓皮 15g、冬瓜皮 15g、干姜 4g、香附 10g、香橼 10g、佛手 10g。服 1 个月后水肿渐消，余诸症减轻。

汪超等认为，气机运行不畅，气滞而肿满，需益肾行水，湿去则气得宣畅，水肿得以消除。痰湿阻于咽喉则有痰不爽，故疏肝理气，气行则可推动水液痰湿排出体外。方中香附、香橼、佛手、陈皮疏肝理气；党参、黄芪、白术、云苓皮，健运中州、培土制水；炮附子、肉桂等温助肾阳以鼓动气化，下元水湿得以温化。如此肝气得疏、中土健运、水脏得以正常蒸化，故水肿自消。

三、视物模糊辨治医案

消渴病眼病，属于糖尿病性视网膜病变（diabetic retinopathy，DR），是糖尿病眼部常见的慢性并发症，可引起视物模糊，甚至失明而致残，中医称“视瞻昏渺”或“雀目”。肝开窍于目，肝藏血，肾藏精，精血同源，肝肾同源，故消渴日久，肝肾俱虚，精血不能上荣于目；或因心境愁郁，内火自燃灼津，血稠成瘀；或因精血虚少，因虚致瘀；后期阴损及阳，气虚致阳虚，阳虚寒凝血瘀，瘀血内停，目络阻滞是本病的基本病机。

据汪超等报道，一男性51岁患者，罹患糖尿病史12年、糖尿病肾病5年。就诊时症见眼涩、视物昏蒙、烦热、腰酸、舌红苔薄、脉细微。中医诊断消渴、雀盲（肝肾阴虚），治宜疏肝柔肝、补肾填精、养血明目。方以柴胡疏肝散合杞菊地黄汤加白术15g、当归10g、沙苑子10g、石斛20g。药后1个季度，视物好转，余症减轻。

汪超等认为，患者久患消渴病，肝肾两虚，肾阴亏虚，水不涵木，则肝阴不足，肝肾精血亏损。腰为肾之府，肾虚无以荣养则腰酸；肝开窍于目，肝阴虚、肾阴不足，阴不涵阳则肝阳上亢，不能荣养双目，故见目干涩不爽、视物模糊。《证治要诀》有“三消久之，精血既亏，或目无所见，或手足偏废”之说。白芍、沙苑子、白菊花、石斛均有滋养肝阴、柔肝明目之效，川芎活血化瘀、疏理肝气，杞菊地黄汤具有滋补肝肾作用，两方互根互用，共奏养血柔肝、明目滋肾之效，二方合用以疏肝清火、“壮水制火”、养精血、通脉道。

四、便秘辨治医案

便秘是糖尿病患者最常见的胃肠道症状，乃糖尿病引发的自主神经病变所致，大约90%患者表现为不同程度的便秘。至糖尿病肾病期，水液代谢障碍，便秘愈加明显，毒素排出减少，在体内聚集为患，血糖也随之升高，糖脂毒性增加，损伤自主神经，在胃肠则蠕动力减弱而又加重便秘。中医认为，消渴病阴虚燥热，耗伤津液，肠失濡润，若“无水行舟”则致便秘；肝为三焦气枢，调节上下、通达内外，肝郁气滞或肝用过度，横犯脾土，脾失运化，升降失常，腑气不通而致便秘；久病气血不足，气虚大肠传送无力，若“无风行舟”，精血不足则肠失濡润，故便秘由此产生。

据汪超等报道，一位55岁男性患者，患糖尿病11年，间断性便秘5年多。就诊时闷闷不乐、寡言少语、腹胀满、大便干，舌质暗、苔薄少津、舌体胖、脉弦细。治以疏肝健脾、理气通便。方以逍遥散合健脾润肠丸加太子参10g、当归15g、郁金15g、火麻仁10g、生地10g、麦冬10g。用药半月后大便渐通畅，他症随消。

汪超等认为，糖尿病肾病患者“五脏皆不坚”。肝为厥阴之脏，主疏泄，情志不畅，肝失条达，气机郁滞，大肠传导失司。气为血帅，气血功能失调。肝肾同源，肝火旺下汲肾水，水液输布失常。方中逍遥散疏肝理气，健脾润肠丸合太子参、火麻仁等益气养阴、润肠通便，生地、麦冬滋阴，“增水行舟”。诸药配伍、疏肝理气、健脾润肠通便。

五、心悸辨治医案

糖尿病患者存在多种物质代谢紊乱，并发症往往累及整个机体血管、神经及脏器组织器官。陈士铎《石室秘录》曰：“怔忡之证，扰扰不宁，心神恍惚，惊悸不定，以肝肾之虚而心气之弱也。”肾藏精、主水纳气，心主血、主神志，肝为三焦诸脏气机之枢纽，体阴用阳，主疏泄情志、气血津液、脾胃中土、十二经脉，能藏血、藏魂，肝气郁结，疏泄失司，气机逆乱，气为血之帅，气机不畅，由气及血，则气滞血瘀，心失所养、血脉瘀阻则悸动不安。

据汪超等报道，一位41岁女性患者，糖尿病发病12年，糖尿病肾病3年，就诊时症见心慌、胸闷、心前区疼痛、急躁易怒，舌苔白、舌体颤动、脉沉细。治宜疏肝行血、补养心气、育阴潜阳。方用疏肝名方逍遥散合补肾宁心汤化裁：川芎 6g、白蒺藜 10g、瓜蒌皮 10g、柏子仁 10g、怀山药 30g、女贞子 10g、旱莲草 10g、生地 10g、丹皮 10g、泽泻 10g、山萸肉 10g。服药 1 个月后心前区不适改善，性情渐平和，余症减轻。

汪超等认为，心藏神为“精神之所舍”，肝主情志，情志变化常伤及于心，肝藏血，调节血液又为气机之枢纽，肝气通达则血脉运行畅通，心神安稳不乱；又心主血脉，肝气郁滞则血脉瘀阻，扰及心神则心悸难安，“不通则痛”，心脉痹阻于胸中则心慌、胸闷甚则心痛。方中逍遥散疏肝理气，女贞子、旱莲草等滋补肝肾，瓜蒌皮、柏子仁宽胸理气、养心安神定悸。（汪超，周兰，姚诗清，等. 从肝论治糖尿病肾病兼证 [J]. 中国中医基础医学杂志，2015，21(7)：889-890.）

糖尿病合并脂肪肝医案

孙某，男，42 岁，交警。身高 168cm，体重 88kg。住院号 180488。病史：平素应酬过多，酒肉无度，体检发现血糖高 1 年。现病史：1 年来血糖升高，口服二甲双胍无效且出现肝功能异常，于 2011 年 11 月入院。

临床症见：口黏腻、口苦，口气浊臭，食欲亢进，乏力体倦，易疲劳，形体肥胖，腹大，便秘，腹满。舌质偏红，苔黄微腻，脉弦滑。查体：血压 120/90mmHg，肝脾未触及，心肺体检无异常。腰围：105cm。BMI：31.18kg/m^2。实验室检查：空腹血糖 9.2mmol/L，餐后 2 小时血糖 16mmol/L，空腹胰岛素 8.7mU/L，餐后 2 小时胰岛素 12.2mU/L，空腹 C 肽 0.27ng/ml，餐后 2 小时 C 肽 0.74ng/ml，血脂 TG 3.4mmol/L，CHOL 5.67mmol/L，HbA1c 8.9%。肝功：ALP（血清碱性磷酸酶）120U/L。肾功能正常，尿检微量白蛋白正常，B 超示中度脂肪肝。心电图正常。B 超显示颈动脉内膜中层厚度（IMT）：0.9mm，内膜显示毛糙。丙肝抗体阴性，乙肝表面抗原阴性。

西医诊断：2 型糖尿病合并脂肪肝。中医诊断：消渴病合并肥胖（肝郁化火夹痰浊）。

治疗方案：

采用“β 细胞休息概念 + 调肝泻火治本法”治疗。

具体方案如下：

1. 糖尿病饮食。

2. 胰岛素泵持续皮下注射门冬胰岛素。

3. 中医调肝泻火法。方用：丹栀调脂汤 125ml。每日 2 次，口服。治疗经过及疗效：经过 2 周治疗，诸症消失，血糖控制达标，空腹 5.6mmol/L，餐后 7.8mmol/L。血脂 TG 1.72mmol/L 正常，肝功能正常。停用胰岛素泵后带中药丹栀调脂汤继续口服。随访三月后检查，患者无不适，精力充沛，体重 65kg，血压：120/80mmHg，腰围：90cm；BMI：23.03kg/m^2。理化指标，血糖：空腹 5.8mmol/L，餐后 2 小时 7.9mmol/L，血脂：甘油三酯、胆固醇均正常，糖化血红蛋白 6.7%，肝功能正常，B 超肝脏正常。停用中药，只以饮食、运动控制即可。

按：本例为 2 型糖尿病合并脂肪肝。检查排除了病毒性肝炎，故肝功能异常为脂肪肝所致。按中医四诊，属于消渴并肥胖症。患者平素过食酒肉，酒伤肝，肉生痰，《证治准绳》云“过食伤肝”，“肝失疏泄，脏气失和，气血津液代谢异常，阴阳水火调节失衡”，故成消渴病。（王智明，魏子孝. 从肝论治消渴（糖尿病）的理论探讨 [J]. 中国中医基础医学杂志，1999，5（4）：34-35.）肝郁化火，烁津成痰，则见口黏腻、口苦、口气浊臭、食欲亢进等症，津液不布，痰阻而壅滞经络，故于外则见肥胖，乏力体倦，易疲劳，于内则见便秘、腹满、脂肪肝、血脂高等。舌质偏红，苔黄微腻，脉弦滑，均为肝郁化火兼夹痰浊之象。因检查符合 2 型糖尿病且病程 1 年，故采用 β 细胞休息疗法联合中医调肝泻火法治疗。

“β 细胞休息概念 + 调肝泻火治本法”是一种防治 2 型糖尿病的国际先进的新疗法。“β 细胞休息”是指采用抑制 β 细胞分泌或减少 β 细胞分泌压力的手段，使 β 细胞休息，从而促使 β 细胞功能恢复达到控制糖尿病的目的。（纪立农. “β 细胞休息”概念及其在糖尿病防治中的应用 [J]. 国外医学：内分泌学分册，2003，23（3）：180-181.）国际最新研究显示：β 细胞功能衰竭是糖尿病病程发展的主要动力。采用高科技手段人工胰岛（胰岛素泵）使 β 细胞休息后，β 细胞功能就可得到明显改善。人体对血糖的调控就能恢复正常。国外资料研究表明，新诊断的 2 型糖尿病采用“β 细胞休息”概念疗法后，不用任何药物，血糖维持正常可达 1 年以上。

最新研究结果表明：在糖尿病前期之前，患者就已经出现胰岛素抵抗和胰岛 β 细胞功能缺陷！对于欧美人种来说，胰岛素抵抗占主导地位，对于中国人来讲，胰岛 β 细胞功能缺陷起主要作用。2008 年美国糖尿病协会（ADA）年会最高奖项得主的演讲资料显示：空腹血糖受损（IFG：5.6mmol/L＜血糖＜7.0mmol/L）人群 β 细胞功能损失已经达到 70%，而新诊断的 2 型糖尿病患者已经损失了 90%，β 细胞存活量损失了 50%！

所以针对 2 型糖尿病的根本病因：①是胰岛 β 细胞功能衰竭；②是胰岛素利用率低下（胰岛素抵抗）。本例采取国际先进的 β 细胞休息概念，使用目前世界上最先进的糖尿病治疗手段——人工胰岛（胰岛素泵），保护并恢复胰岛功能，同时采用具有治本之功的“调肝泻火法则”以解决胰岛素抵抗（王智明，李道本，陈璐璐，等. 调肝泻火汤防治大鼠胰岛素抵抗的实验研究 [J]. 中国中西医结合消化杂志，2002，10（2）：81-83.），给予患者服用丹栀调脂汤治疗。该方由柴胡、黄连、黄芩、丹参、丹皮、栀子、荔枝核、生大黄、枸杞、白蒺藜、白僵蚕、荷叶组成，方中以丹栀逍遥散调肝泻火为主，荔枝核、大黄祛痰涤浊为辅，佐以枸杞柔肝，使木气条达，荷叶为使，诸络通畅，痰消津液四布，诸肥可减。临床结果也表明，患者经过此方案治疗，胰岛功能得到恢复，血糖正常，血脂、肝功能恢复正常，脂肪肝消失，体重、腰围均恢复正常。

第四章

制糖非药物治疗技术

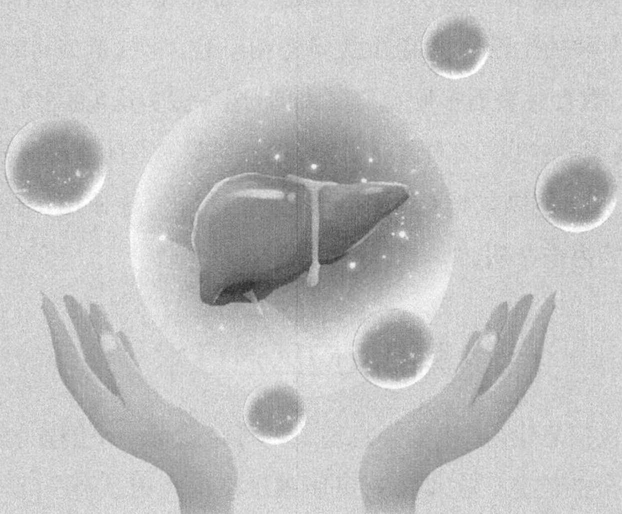

第一节 肝胆胰反射区治疗术

按 跷 来 源

在《素问·异法方宜论》中，论及了我国“东南西北中”五个地区疾病谱的特点及其常用的治法和工具。其中内伤杂病者以中原居多，最常用的治法就是“导引与按跷术”。如《素问·异法方宜论》曰：“中央者，其地平以湿，天地所以生万物也众。其民食杂而不劳，故其病多痿厥寒热，其治宜导引按跷，故导引按跷者，亦从中央出也。”

显然，“其民食杂而不劳”(养尊处优)是富裕人群的生活方式，与现代2型糖尿病人群的生活方式存在的问题相一致。而《素问·奇病论》指出消渴病病因是“数食甘美而多肥也”，《素问·通评虚实论》直言“凡治消瘅……肥贵人，则高梁之疾也”。均道明了“过度肥甘饮食”是消渴病一类富贵病的重要致病因素。是以依据《素问·异法方宜论》，倡导使用“导引与按跷术”治疗消渴病等内伤杂病。

耳部反应区治疗术

根据现代信息论之“生物全息理论”，耳朵就像一个倒置的婴儿，包含了人体生命的全部信息。在耳部有肝胆胰敏感的反射区(图1)，也是“从肝论治糖尿病”的重要选项，可以经常按摩或压豆、耳针等。该区域具有疏肝和枢、调节糖代谢的多重益处。

图2、图3显示的是耳穴降糖区，可使用食指和中指指腹顶压耳甲艇和耳甲腔及迷走神经反应点进行按摩，也可以压豆、耳针。于三餐后使用时，对抑制餐后血糖的升速和升幅、有效减少餐前用药有益。

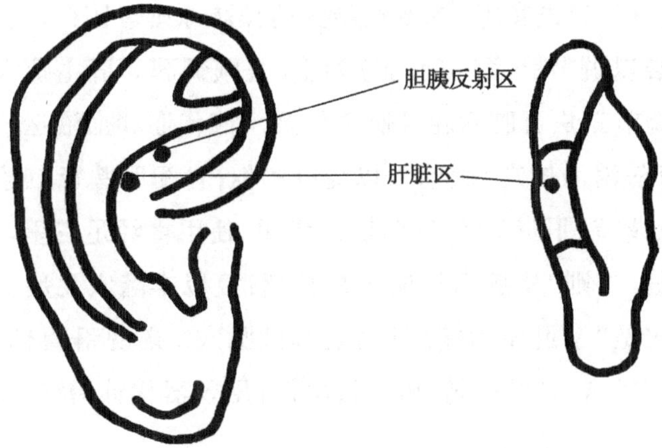

图 1 肝胆胰反射区指示图

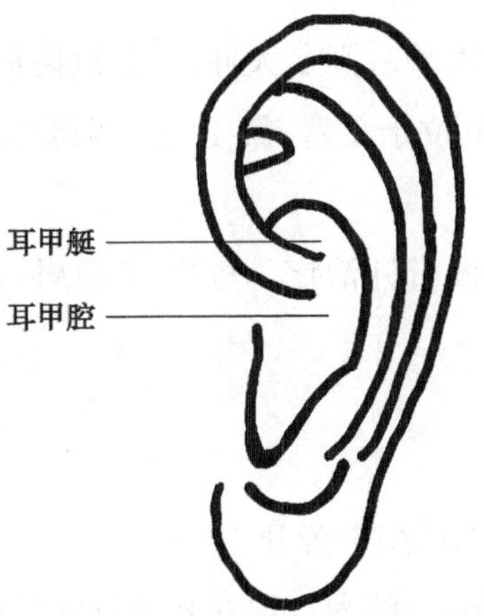

图 2 耳甲艇、耳甲腔指示图

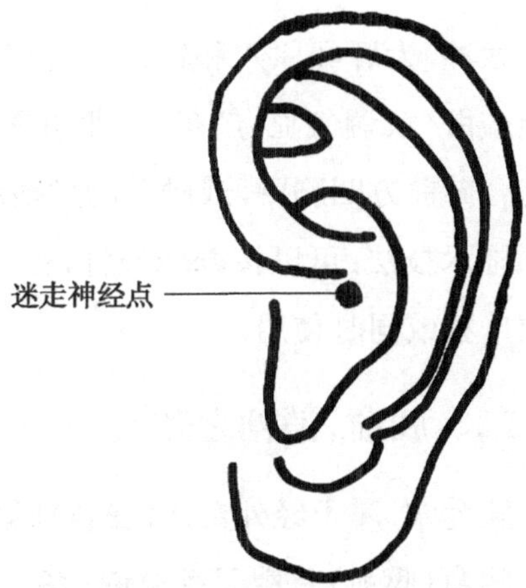

图 3 迷走神经点指示图

第二节 针灸治疗

常用穴位治疗

肝系统包含“肝胆”，肝木生理上能制约脾土，病理上往往出现“木郁土壅”“肝气乘脾”“肝脾不和”，是以医圣张仲景《金匮要略》指出“见肝之病，知肝传脾，当先实脾”的既病防变的预防原则。因此，基于从肝论治理论，选穴必以调节肝系统（肝胆）为主，兼顾调脾。肝主疏泄，为人身气机之枢纽，调节三焦五脏六腑经脉之气及水液代谢和血液运行，故选肝经“太冲”及背部消渴效穴“胰俞”，以疏肝和枢；再配肝脾肾三经交会的“三阴交”穴，以调节“肝脾肾”三脏、枢调代谢；使用胃经足三里，一以健运脾胃、强壮诸脏，二则“实脾”，以防肝病传变；复以丰隆穴化痰祛浊，畅通水道，以上五穴是“从肝论治糖尿病”之基础腧穴。若见肝胃郁热或肝经实热者加行间穴等。可以针刺，可以按摩，可用仪器代针治疗。兹具体叙述如下。

一、太冲，疏肝和枢之要穴

太冲，为肝经原穴和输穴，出自《灵枢•本输》，别名大冲，属足厥阴肝经。功能疏肝气、调气血、解郁滞、平肝阳。穴位位于足背，第1、第2跖骨间，跖骨结合部前方凹陷中，或触及动脉搏动处。

施术技法：可以按摩或施针，也可以仪器带针治疗。每次10分钟，两侧穴位单独或同时使用。

二、胰俞，消糖之效穴

胰俞穴，属于经外奇穴，在背部第8胸椎棘突下旁开1.5寸。

胰俞（膵俞）首载于孙思邈《备急千金要方•消渴》，现在知道该穴位是胰腺的反应点，通过经络与胰腺相关联。按摩胰俞可以改善肝代谢和胰腺功能状况，对减轻胰岛负担、唤醒胰岛细胞、恢复胰岛功能、增加肝代谢及胰岛素储备有较好的作用，此穴也是孙思邈治疗消渴病的经验穴位。

施术技法：患者在前，闭目，意守丹田，施术者在其后，用拇指分别指到患者后背胰俞穴处按摩，每次施术10分钟。也可以针灸、埋线、压豆或以仪器治疗。

三、三阴交，三经会聚，一穴调三脏

三阴交即肝、脾、肾三条经脉交会处。肝、脾、肾是物质代谢的重要器官，与糖脂代谢直接关联，其中肝脾处于中焦，直接关乎饮食营养物质的消化吸收与利用，肾处于下焦，直接关乎水液代谢及浊气下降之出路。因此，调控肝脾肾三脏对于糖尿病的整体调控有重大意义，故而三阴交也是必然之选。

三阴交，在内踝上 3 寸，当胫骨后缘一扁指处。

施术技法：可以按摩或施针，也可以仪器带针治疗。每次 10 分钟，双腿穴位单独或同时使用。

四、足三里，治肝实脾，健运水谷，保健要穴

属于足阳明胃经合穴，保健往往会首推“足三里”。在这个穴位上施术，常会增强体力和脚力。糖尿病患者使用它用途有三：一是治肝当先“实脾”，以防糖尿病之传变；二是健运后天之本以充血气，针对“五脏皆柔弱者，善病消瘅”机制；三是发挥穴位的近治作用，防治糖尿病足及腿部病变。

足三里位置：在外膝眼下 3 寸，当胫骨外缘一扁指处。

施术技法：使用艾条灸，灸时在穴位上贴 1 片生姜，冬季贴 1 片蒜片，每次灸 10 分钟、夏季 5 分钟，双腿穴位交换使用；可以按摩或施针，也可以仪器带针治疗。

五、丰隆，化痰祛浊，善清脂毒

丰隆穴，属足阳明胃经，是化痰祛浊之要穴。功能和胃健脾，化痰利湿。主治头痛，眩晕，腹胀，便秘，下肢痿痹，癫痫，水肿，咳嗽。因脾为生痰之源，故治痰之本贵在健脾，穴位化痰之速治标则在丰隆，常与足三里相伍，足三里与丰隆相配，是健脾化痰、标本兼治之“对穴”，类似于中药配伍中的白术配茯苓之“对药”。

糖尿病慢性并发症（消渴病变证）的病理根源，是“痰”“瘀”“热”三邪交织，而“痰”为祸首，所以化痰浊乃是防治糖尿病慢性并发症的基础措施，丰隆穴乃为必要之选，配穴则以足三里为不二之选。

丰隆位置：犊鼻（外膝眼）与外踝连线的中点，小腿胫骨旁开两指宽的地方，这两点的交会处就是丰隆穴。

施术技法：可以按摩或施针，也可以仪器带针治疗。每次 10 分钟，双腿穴位单独或同时使用。

六、行间，解郁清肝，和枢要穴

行间穴在足背侧，当第一、二趾间，趾蹼缘的后方赤白肉际处。为人体足厥阴肝经上的主要穴道之一，主治肝脏疾病、宿醉不适、眼部疾病、腿抽筋、夜尿症、腹气上逆、肋间神经痛、月经过多、黏膜炎等。治疗糖尿病或肝气郁结引起的疾病常配合太冲穴，按摩时由太冲穴向行间穴方向掐揉。

施术技法：可以按摩或施针，也可以仪器带针治疗。每次 10 分钟，两侧穴位单独或同时使用。

七、涌泉，通利上下，助肝疏泄

涌泉穴，是足少阴肾经的常用腧穴之一，位于足底部，蜷足时足前部凹陷处，约当足底第 2、3 跖趾缝纹头端与足跟连线的前 1/3 与后 2/3 交点上。具有开窍、泻热、降逆作用，主治肺系疾病、大便难、小便不利、奔豚气。肝为三焦气机之枢纽，能枢达上下，通利水道。涌泉穴自下而达上，平冲降逆，故能助肝气之疏泄，糖尿病从肝论治常选该穴为配穴，尤其是肝用过度、升发太过者，配合太冲更是必选之配穴。太冲配涌泉，也是推荐的治疗肝气、肝火、肝风之“对穴”。

施术技法：可以按摩或施针，也可以仪器带针治疗。每次 10 分钟，两侧穴位单独或同时使用。

辨证针灸治疗

针灸包括针法与灸法两种治疗手段。针灸通过“得气”将治疗信息传到相应的脏腑，调整全身机能、内分泌和代谢，达到祛病强身之目的。

一、针灸治疗糖尿病机制现代研究

1. **增强胰岛功能** 针刺可以提高胰岛素敏感程度并提高胰岛素水平，调节胰岛素信号，改善胰岛素抵抗，降低体重，抑制胰岛β细胞凋亡等，对糖尿病产生治疗作用。

2. **改善血糖水平** 针刺可以直接降低血糖水平。

3. **调节激素水平** 针刺可以调节体内褪黑激素及胰岛素相关的其他激素水平以改善糖尿病。

4. **与药物协同作用** 研究发现，针灸与增敏剂罗格列酮、二甲双胍和降糖药格列美脲有协同增效作用。

5. **刺激内源性脑内啡肽以降低血糖** 如电针刺激中脘穴。

6. **多重机制** 慢性电刺激足三里穴，通过多种机制降低体重并改善血糖。

二、施术方法

1. **电针** 常以15Hz电针针刺，下肢常选双侧足三里穴，反复电针腹部的中脘、关元穴，电针胃脘下俞尚能增加格列美脲降糖作用；电针耳穴与体穴，可以立即降低空腹血糖，以连续电针刺激30分钟为佳，并持续4天以上。

2. **埋线** 现代研究显示，穴位埋线由于其加强和持久的穴位刺激，可以帮助控制女性体重，进而减少肥胖女性相关的糖尿病风险。

3. **激光照射** 采用半导体激光照射针灸穴位，能有效抑制糖尿病鼠胰岛β细胞凋亡。

4. **辨证取穴** 根据糖尿病临床常见的三多症状，实施辨证取穴如下：

(1) 阴虚以多饮为主者

主穴：肺俞、脾俞、胰俞、肾俞、足三里、三阴交、太溪、承浆。

配穴：口干重者，加膈俞、鱼际；多食善饥消瘦者，加胃俞、中脘；多尿者，加关元、水道。

手法：以针刺得气为指标。亦可平补平泻，缓慢捻转，轻轻刺激，每日 1 次，10 天为一疗程。

(2) 肝胃郁热以多食易饥为主者

主穴：脾俞、膈俞、关元、水道、胃俞。

配穴：烦躁者加肺俞、承浆；乏力、懒言腹胀者，加胃俞、三阴交、阳陵泉、足三里。

手法：针时左右提插捻转，以得气为度，每日 1 次，10 天为一疗程。

(3) 肝肾亏虚以多尿为主者

主穴：肾俞、胰俞、肝俞、太溪、太冲、三阴交。

配穴：多食、消瘦者，加胃俞、足三里；口干渴者，加复溜、承浆、合谷。

手法：轻轻捻转，以得气为度，每日 1 次，10 天为一疗程。

(4) 并发症取穴

1) 头晕、头痛者，加百会，太阳；

2) 心悸气短者，加心俞、内关；

3) 腰酸腹痛，加委中；

4) 头晕、眼花，加太阳、风池、天柱；

5) 下肢疼痛，加太阳、曲泉、足三里、阴陵泉、阳陵泉；

6) 遗精、阳痿，加关元。

三、子午流注穴位治疗术

子午流注针法，选择十二经脉肘、膝关节以下的井、荥、输、经、合五个特定穴位，简称五输穴，阳经有“原”穴，共 66 个穴位，并按照经气流注的时间和位置选择开穴进行针刺，优点是使用的穴位少而疗效高，难题就是按照古代历法推算经气运行时间选择“开穴”时机难以掌握，但子午流注治疗仪智能推算已成为现实，以仪器选穴施术，或采用仪器选穴人工施术，均十分简便。

由于糖尿病机制与肝系统的深度关联，从肝论治是要点，故选取穴位主要围绕调肝兼顾实脾配穴，常用太冲、行间、足三里等；并发症者则兼顾清理痰、瘀、热(糖毒、脂毒、药毒)三毒，常用丰隆(效穴)、太冲、行间、涌泉等。但，为了临证所需，66 个腧穴之外的要穴和效穴（比如三阴交、丰隆、胰俞穴等）完全可以配合使用。

第三节 情志精神调养

原理探析

糖尿病是中医学所指的内伤杂病（内科病），致病因素非外感六淫，也不是房室金刃虫兽所伤，而是“内伤七情”。七情所伤之内伤杂病，也就是当今所指的“心理致病”，那么“情志精神调养术”是糖尿病康复治疗的重要手段，也是当前糖尿病“五驾马车”综合治疗中的一大方法。

肝主情志，“凡十一脏取决于胆”，脏腑的神志与功能活动主要受到肝胆的决断和调节。特别是杂病之首的糖尿病，是肝脏的疏泄、藏血调血功能出了问题。“情志失调必致其失于疏泄条达而致气滞血瘀，则是糖尿病的重要病因病机。”（冯鑫. 浅谈肝郁与糖尿病 [J]. 中国中医药信息杂志，2004，11(2)：102，142.）故使用导引术等，以疏肝和枢、调畅情志、愉悦心性，也是“治病求本”的重要方法。

西医学认为，人的情绪激动或抑郁都会引起应激激素增多，都对抗胰岛素，从而推升血糖。2021 年 6 月 29 日刊登于 *Cell Reports* 的一则报道发现，肝脏中的脂肪增加了抑制性神经递质 γ- 氨基丁酸（GABA）的释放，这一现代分子水平的新发现，说明精神情志活动作用于血糖的调节机制，也揭示了中医学肝疏泄情志、十一脏决断于胆与血糖调控的现代原理。

精神情绪心理因素会影响身体内激素的分泌与代谢状态，当然还会影响人的胰岛素和肠促胰岛素的分泌质量与数量及其分泌代谢模式，也会影响人体各个代谢组织器官之间的联系性和协同性，影响“胰外”比如受体后各个参与糖代谢的环节。因此，使用中医导引术，积极调动人的右脑能动性，激发“脑内吗啡”之源，能疏肝和枢，有利于糖脂代谢之平稳及异常代谢指标的逆转。

一、脑的构造

1. 原脑(爬虫类脑)

2. 原始哺乳类脑(猫狗脑)——大脑边缘系统

3. 新哺乳类脑(人脑)——大脑新皮质

左右脑的分工：

左脑：自身脑(理性脑)司语言、计算、逻辑、感情，积淀50年左右的后天获得的信息(经验)。

右脑：原始脑(感性脑)。遗传数百万年的祖先经验，更具智慧和潜能。

二、左右脑对健康的影响

左脑：得失、情感、斗争—引发应激激素—损坏健康。

右脑：愉快、自然—引发内啡肽—促进长寿，是智慧的源泉(智力潜能)，是内啡肽的源泉(养生、愈病)。

三、抑制左脑的应激激素—终止疾病发动机

左脑兴奋—情绪激动悲观—应激激素(毒性仅次于蛇毒)分泌。

应激激素来自心理紧张、恼怒、悲愤、忧郁、惊恐等不快的情绪。

应激激素(毒)→收缩血管→血流不畅→血管阻塞

↓　　　　　　　　↑

缺氧→血小板变形→血栓

应激激素→活性氧(剧毒)→细胞衰老甚至导致细胞癌变、对抗胰岛素。

应激激素：去甲肾上腺素、肾上腺素等。

四、调动右脑内啡肽—启动健康长寿的源泉

右脑调动—心情愉悦—脑内吗啡涌动。

脑内吗啡→血管扩张→血流畅通→功能旺盛。

脑内吗啡→抑制细胞衰老、对抗癌细胞、增强抗病力(免疫力)。

脑内吗啡:最主要的是“内啡肽”,含 20 多种激素。

五、启动脑内吗啡秘诀

抑制左脑,唤醒右脑。

六、脑内吗啡促泌要术

下文是脑内吗啡促泌的三项基本技巧,是糖尿病“情志精神调养术”的最佳手段,简述如下。

调 养 技 术

一、利导思维

人的情志精神心理活动不但对事物的处理结果会产生重大影响,同时对自身机体的影响也是相当大的,即所谓“想好事,好事临门;想坏事,坏事敲门”“笑一笑十年少,愁一愁白了头”。这种影响实际就是人的脑内吗啡和应激激素(毒素)所产生的截然不同的结果。所以,不论是养生祛病还是处理生活及社会问题,凡事要往好处想,善于使用利导思维促进脑内吗啡分泌,以善其事、以利其身。对于糖尿病养生康复,也要善于使用这一“情志精神调养术”。

二、中医导引术

《素问·异法方宜论》云:“中央者,其地平以湿,天地所以生万物也众。其民食杂而不劳,故其病多痿厥寒热。其治宜导引按蹻,故导引按蹻者,亦从中央出也。”导引术是中医康复治疗慢性内科病的重要方法,糖尿病亦然。

1. 静养吐纳术

姿势:坐位、卧位、立位均可。准备:体位稳定舒服,全身心放松,双目微闭,调匀呼吸。要领:使用腹式呼吸。用鼻缓慢徐徐深吸气,同时腹部鼓起(腹式呼吸),再徐徐以口吐气,吐完提肛。依次循环,做 10~20 分钟。

2. 意念导引术

姿势:盘坐式,自然放松。

吐纳术:自然、均匀,腹式呼吸。法如上。

意念(意守)术:即意念(反观内视)丹田(眉间印堂、乳间膻中、脐下关元),上、中、下三部丹田意念依次循环。

收功:意念归于中丹田,后慢慢睁开双目。

时间:做 10~20 分钟。

施术时间:午、晚睡前,心情烦乱不稳定时、血压突然增高、心悸不安、心律失常突然发作或心肌缺血心绞痛在服药后,均可以随时使用。

三、中医理疗术

电针刺激中脘穴,刺激内源性脑内啡肽以降低血糖。

第五章

制糖药膳

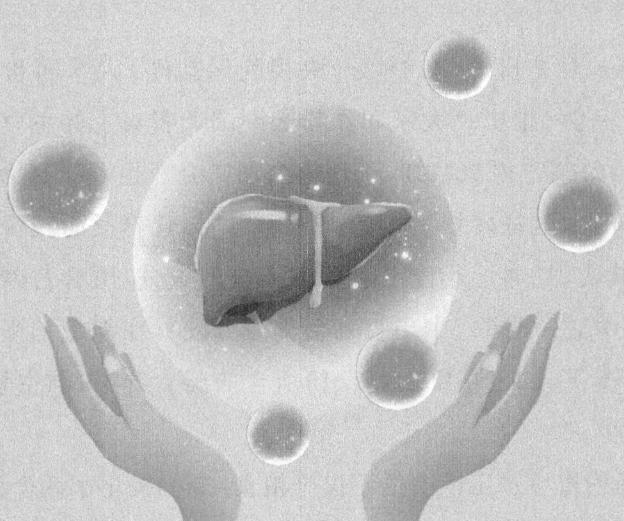

第一节 饮食与糖尿病

糖尿病与饮食的关联研究

在影响健康的诸多因素中，生活方式占60%，而生活方式问题首要的因素就是饮食问题。现代人的饮食问题突出表现在“吃多了、吃错了”，这亦是代谢综合征(肥胖与三高)现代“富贵病”的重要引发因素，糖尿病亦然。

吃多了，是指“暴饮暴食”；吃错了，主要是食物太过精细化，突出表现在小麦与稻谷的精细化过度加工问题。如下让我们反思与解读这一问题所带来的危害。

2013年5月7日19时18分，央视晚间新闻“大米面粉过度加工浪费的不仅是粮食”指出：“大米和面粉是中国人餐桌上的主食。生活水平提高了，人们希望吃得更精细，于是粮食加工企业也不断努力生产越来越精细的米和面。这些精细加工的大米和白面，营养反而减少了。很多人并不知道，其实，越靠近小麦或者稻谷表皮的成分，所含营养越丰富。根据中国疾控中心发布的《中国食物营养成分表》，在能量和蛋白质含量基本持平的情况下，加工精细的特一粉所含的膳食纤维、维生素，以及微量元素反而越少。”

《大米面粉过度加工浪费的不仅是粮食》新闻提出了两个问题：一是表面的问题——“浪费的不仅仅是粮食”；二是大米面粉过度加工所引发的健康问题则是不容忽视的。我国以米面食品为主食，餐餐、天天、年年如此吃“过度加工”的大米与面粉，这类属于“精制碳水化合物”的饮食，必然引发身体的反应，像糖尿病、肥胖等“富贵病”则与此密切相关，也是这类疾病发生的主要因素。下面我们就“大米面粉过度加工”导致饮食营养的丢失，进而引发糖尿病的问题简要分析如下。

一、大米面粉过度加工，导致营养素匮乏，使得糖代谢组织“饿”垮了

以微量元素铬为例，微量元素铬是胰岛素的活性物质，三价铬是GTF(葡萄糖耐量因子)的中心活性成分，其与一些酶的活性有关，可增加葡萄糖利用。全小麦加工成精白面粉后，微量元素铬丢失2/3。一旦铬缺乏，葡萄糖利用就会受到影响，糖耐量就会降低。主食这种精制面粉，会导致长期铬摄取不足，久而久之就会出现糖代谢障碍而发生糖尿病。

如上仅是以微量元素铬举例说明，实际生活中精细加工的食物所导致的诸多营养素匮乏更为广泛而严重，长此以往势必导致糖代谢等代谢组织器官细胞处于营养不良的“饥饿”状态，其功能和储备自然就会日益下降。

二、大米面粉过度加工，“肝抗胰岛素物质指数”(血糖指数)过高，糖代谢“累”垮了

精细加工的食物，不但会使糖代谢等代谢组织器官长期营养匮乏，进而导致其功能和储备下降，而且这些食物的“肝抗胰岛素物质指数”(血糖指数)还很高，进食后会使血糖飙升，并且会导致血糖的大幅度波动，从而使得肝脏对糖的代谢和胰岛β细胞等组织负担骤然加重；再加上平素的高脂、高热量饮食以加重胰岛素抵抗，也会导致代谢主器官肝脏和胰岛β细胞负担加重，长此以往就“压垮了”肝代谢和胰岛β细胞等组织器官，最终导致其失去代偿能力而发生糖代谢紊乱。

三、引发胰岛素抵抗

白米和白面属于精制碳水化合物，该类食物长期食用会引发人体能量转化通路的改变，即饮食进入身体后首先应该被转化为能量利用或储存在肌肉和肝脏的这一通路被阻遏，反而激发并启动了另一条“非正常能量转化通路”，使得摄入的能量直接转化为皮下脂肪、肝脏脂肪、血管壁脂肪，这样

就引发了胰岛素抵抗，最终导致糖代谢异常与代谢综合征。

精制碳水的危害

在食物中，直接引发血糖上升的是淀粉类物质。存在日常食物中的淀粉主要有三大类——支链淀粉、直链淀粉、高直链淀粉，其中对血糖影响最大的就是“支链淀粉”。凡是含“支链淀粉”多的食物，吃了之后血糖会快速升高并大幅度涨落。此外，还有一些食物“支链淀粉”含量和热量并不高，但“肝抗胰岛素物质指数”(血糖指数)却很高，比如土豆、萝卜等块根类食物等，说明影响血糖的物质我们未知的还很多。现代人食谱中精细化食物(精制碳水化合物)的升糖淀粉含量剧增，所启动的“非正常能量转化通路”，带来了“肝抗胰岛素物质指数”(血糖指数)过高、脂肪堆积和肥胖，尤其是所带来的肝内甘油三酯的堆积及其外溢胰腺，是引发肝代谢和胰岛功能疲惫、胰岛素抵抗的罪魁祸首。

一、白米白面猛于虎

白米白面就是精制碳水化合物食品。国际公认的“克里威二十年法则”指出“一个国家和地区，如果主食改为精制碳水化合物，在 20 年内糖尿病和心脑血管疾病将会出现，40 年内这些疾病就会扩散”(T.L.Cleave)。现在的糖尿病已经不是“扩散”那么简单，而是“暴发流行”了！

这一法则已在冰岛、以色列、沙特阿拉伯、印度、日本、墨西哥和其他许多国家一再得到验证。中国实际上也已经应验了这一法则的正确性——自 2009 年至今，中国超越印度成为世界拥有糖尿病患者最多的国家。现在中国糖尿病患者发生率已高达 11.2% 以上，糖尿病人口一个多亿；而血糖异常的患者发生率超过 15.5%，人数为 1.5 亿。如此庞大的临床糖尿病和前期糖尿病大军所带来的经济、社会与家庭负担令人担忧。而这，大多归咎于精制米面惹的祸！于糖尿病等一类代谢综合征(富贵病)而言，白米白面精细化食物“猛于虎”，其危害要比“大鱼大肉”大得多！

二、违反科学饮食原则

“哈佛食物金字塔”由美国农业部于2005年发布(图4)。该食物金字塔根据摄入量多少依次由下往上走,越是往上建议的摄入量就越少。因此顶尖部的食物要吃得最少,包含白米、白面包、马铃薯、面食与甜食和脂肪(红肉与奶油);位于底部较多食用的则是全谷物食物、每餐食用的优质植物油;其上是水果与蔬菜并建议大量食用;坚果、豆类、鱼类、家禽、蛋则处于金字塔的中部,应适量食用。

显然,现代人们吃的主食就是白米饭、白面食品,这可是“哈佛食物金字塔”指出的,在“塔尖”要吃得最少的食物,而我们却餐餐吃、天天吃、月月吃、年年吃,岂不是大错特错呢?!这样的吃法就把糖尿病、肥胖、脂肪肝等代谢综合征吃出来了!

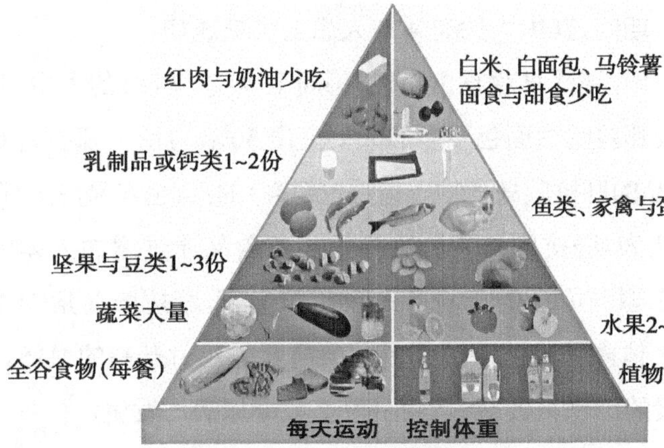

图4 哈佛食物金字塔

三、白面与糖尿病有缘

澳大利亚、美国学者调查糖尿病的发生因素,两项调查研究结论完全一致,且研究结论指出:吃精米、白面易得糖尿病。

研究报告《白面与糖尿病有缘》指出:无论从外表的颜色,还是从口感来讲，用白面粉做的食品都很诱人。但是，澳大利亚科学家所公布的一项研究结果表明，喜爱吃白面食品的人容易患糖尿病。

澳大利亚研究人员介绍说，除了像白面包这样的白面食品外，那些富含淀粉的食物，如糕点和饼干等，也因易导致人体体内的血糖升高，而容易诱发糖尿病的发生。因此，那些希望避免糖尿病在自己身上发生的人应尽可能少吃会引起血糖升高的食品，而多吃一些对血糖没有多大影响的食品，如蔬菜、水果和杂面食品等。

为了研究食物对血糖水平的影响，澳大利亚研究人员采用了一种叫作肝抗胰岛素物质指数的标准来检查这种影响。一般来讲，肝抗胰岛素物质指数高的食物容易引起血糖的大幅度上升，而肝抗胰岛素物质指数低的食物对血糖的影响则不大。

为了进一步验证肝抗胰岛素物质指数与患2型糖尿病之间的关系，研究人员对36 787位年龄在40~69岁的无糖尿病患者进行了长达4年的跟踪研究。在这4年期间，其中大约有400人患上了糖尿病。

研究人员发现，那些喜欢吃白面包(每周至少吃17次)的人中间，患2型糖尿病的危险较那些吃白面包不多的人要高出30%。此外，那些喜欢吃淀粉类食品(这类食品的肝抗胰岛素物质指数也很高)的人，也容易患上糖尿病。

研究人员认为，肝抗胰岛素物质指数高的食品通过增加人体体重的方式加大人们患2型糖尿病的危险。在正常情况下，肝抗胰岛素物质指数高的食品会要求人体内的胰腺产生大量的胰岛素去对付升高的血糖。这样就会使生产胰岛素的细胞很疲劳，从而引发2型糖尿病的发生。

美国学者在“淀粉增加中国女性患糖尿病几率”的研究报告中指出：白米、面包等淀粉类食物会增加黑人女性和中国女性患糖尿病的风险，但多吃全谷物食品能降低这种危险。

两项首次在非白人女性中进行的糖尿病与淀粉关系研究都显示，食用精制碳水化合物会增加患糖尿病的概率。

其中一篇研究报告刊登在美国《内科学文献》月刊上。报告说，吃纤维类食物最多的女性患糖尿病的风险最低。

两项研究都支持升糖指数理论，即糖、精制谷物等特定类型的碳水化合物会导致血糖浓度升高，破坏身体利用胰岛素分解糖的能力。

其中一项研究由波士顿大学公共卫生学院的 Supriya Krishnan 及其同事进行。他们从 1995 年开始定期对 4 万多名美国黑人女性每 2 年进行 1 次问卷跟踪调查。

在 8 年多的时间里，有 1 938 人患上了 2 型糖尿病。其中食用升糖指数较高食物的女性患糖尿病的风险较高。但从全谷物摄取较多纤维的女性患病风险较低。该研究小组在报告中写道："我们的研究结果表明，黑人妇女多吃谷物纤维含量高的食物可以降低患糖尿病的风险。"

研究人员说，每天食用 5.9g 或更多纤维的女性患糖尿病的风险比其他女性低 18%。

报告指出："只要把白面包改为全麦面包，或者用一杯葡萄干麦片或燕麦片代替玉米粥或白米粥，人体纤维的摄入量就会由过低变为适中，从而使患糖尿病的风险降低 10%。"此外，全谷物食品中还含镁，可以降低血压。

另一项研究由范德比尔特大学的 Raquel Villegas 领导的研究小组进行。他们对 6.4 万名中国妇女进行了平均 5 年的跟踪研究，对他们定期进行饮食和其他习惯的调查。

在此项研究期间，有 1 608 人患上糖尿病。吃大米等碳水化合物较多的妇女更容易患上糖尿病。

食用碳水化合物最多的妇女比食用碳水化合物最少的妇女得糖尿病的风险高 28%，最爱吃面包、面条和米饭的人得糖尿病的概率比碳水化合物摄入量最少的人高 78%。

四、精米白面危害大于大鱼大肉

很多人会认为"大鱼大肉"是引发肥胖和三高（高血脂、高血压、高血糖）的主要原因，其实不然。比如，一些中老年人很少吃鱼肉，却依然发胖，而且患脂肪肝和三高一类代谢综合征的比比皆是，谁会相信这是精细食物惹的祸？

美国哈佛大学营养系主任 Walter C.Willett 的研究证明，常吃高“肝抗胰岛素物质指数”（血糖指数）的食品，可导致血糖与胰岛素水平升高，从而引起高血压、高胆固醇和高甘油三酯以及其他一些能诱发心脏病的因素。

所有精米、精面及其制品都属于高“肝抗胰岛素物质指数”（血糖指数）的精制碳水化合物，它们都处于“哈佛食物金字塔”的顶端，是代谢综合征（“富贵病”）的罪魁，对于健康的危害要比“大鱼大肉”大得多！

图 5 显示，人们习以为常的家常主食馒头、米饭和面包的“肝抗胰岛素物质指数”，即血糖指数（glycemic index，GI）竟然比白糖还高，而吃碗面几乎与吃白糖一样，或许会感到惊讶，但这却是事实。

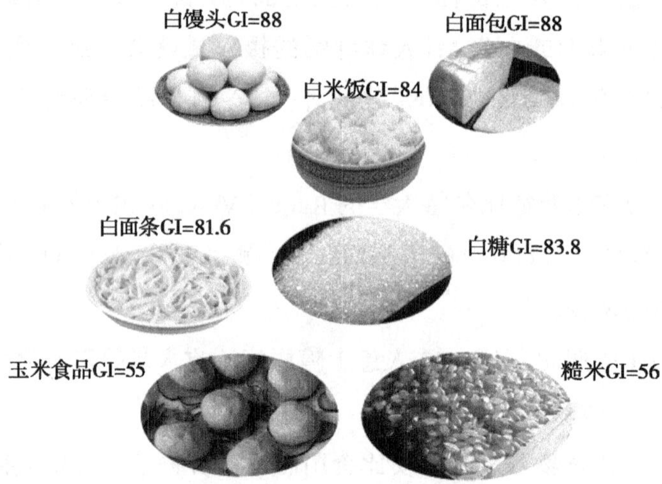

图 5　常用主食的血糖指数

第二节　进餐模式研究

2019 年 6 月 7 日，ADA（美国糖尿病协会）在美国旧金山召开。关于时间生物学在体重、代谢和血糖控制中的影响备受关注。

间歇性断食研究

吃饭的时间很重要——间歇性断食。

阿拉巴马大学的专家 Courtney Peterson，演讲：啥时候吃饭和啥时候不吃东西？

每天保持一定时间（一般必须大于 12 小时）不进食食物。比如说晚上 6 点以前吃饭，早上 6 点以后吃饭，就做到了 12 小时以上。这就是一种叫作限时进食（time-restrict feeding，TRF）的间歇性断食方式，与社会上的每周禁食几天或绝对禁食不同。

Peterson 提出，目前在动物实验中发现的间歇性断食的普遍好处有以下几种：

1. 体重下降更多；
2. 脂肪代谢更好；
3. 血糖水平更低或者胰岛素水平更低；
4. 血脂和血压数据更好；
5. 细胞迭代速度更慢；
6. 炎症水平更低，氧化应激降低；
7. 衰老减缓且寿命延长。

证明 TRF 益处的研究之一。将实验组小鼠进食时间限制在 8 小时内(即一天有 16 小时在断食)，对照组为随时可以进食的状态。结果显示，经过 20 周，吃高脂肪食物组，进行 TRF 的小鼠，体重 30g 左右，和吃普通食物的小鼠比较接近，而没有进行 TRF 的高脂肪饮食小鼠，体重高达 50g。此外，在葡萄糖耐量试验、胆固醇、肝脏脂肪变性和 TNF-α 几个指标上，是否进行过 TRF，结果有明显区别。

间歇性断食的益处并不是主要因为减少了能量摄入！

Peterson 指出，有数项研究发现，在不该吃饭的时间吃饭——尤其是接近睡觉时间或者就是睡觉时间吃东西，吃下去的等量热量的食物，比在更早的时间点吃饭更能增肥。

提示：吃晚饭太晚或者吃夜宵，特别能让人长胖——同等热量下，吃饭时间错误造成的好处和伤害大不相同。

而为什么 TRF 一般效果比较好呢，因为 TRF 基本上都会比较严格地规定好吃饭时间。目前，在人身上进行的 TRF 研究一共有 9 项，这 9 项研究指出的大方向是——“把进食食物的时间压缩在白天较早的时段”。

目前人类 TRF（早、中）研究发现的收益有：

1. 饥饿感降低或进食量降低；
2. 体重降低或体脂减少；
3. 葡萄糖和胰岛素水平下降，同时胰岛素敏感性增高；
4. 血压下降；
5. 提升脂肪氧化（加强燃脂）；
6. 降低氧化应激。

此外，人类 TRF 研究明确发现，就算是间歇性断食，你吃饭的时间搞太晚，照样有害——断食都救不了你。

晚上 9 点吃饭，就算进行断食，也有害心血管代谢健康，导致血糖、胰岛素、血压、血脂水平异常。

为什么晚一点吃饭后果会这么坏？因为我们的身体遵循着自然的昼夜节律。

在这种以 24 小时为周期的昼夜节律中，我们的身体遵循着代谢、生理和行为的规律。比如，在凌晨 3~6 点之间，我们一般在睡眠中，这个时候体温是全天最低的。而 18 点到 21 点，我们处于血压最高的时段。早上 6 点到 9 点，是血压升高速度最快的时候。就连血糖水平，在健康人和 T2DM 患者之间，也有不同的昼夜节律等等。

这套节律系统受到两个方面控制，一方面是身体内在的因素，比如激素调节，另一方面是外在的，比如接受日光照射、吃饭情况、睡 - 醒节律以及体育锻炼情况等。

两方面必须相互协调，这套节律系统才能正常运作。一旦不能协调，比如外在因素中，吃饭时间不对，那么，将导致代谢紊乱。

那么，最最有用的方案是什么？ Peterson 认为，下午三点以前把晚饭吃了是最好的。

下午三点以前把晚饭吃完的 TRF 随机对照研究，研究对象为前糖尿病男性。

类似上述的早 TRF 研究得出的结论大多指向它能更好地控制全天血糖水平，降低血压，更好地燃脂等等。

但是，下午三点以前把晚饭吃掉也太早了！很多人都做不到！

因此，为了提高可行度，她寻找了另一个替代方案——早饭吃大餐，晚饭减少进食且早点吃。她认为，早中晚的食物配比应该是 50% 比 30% 比 20%。

这样干的好处非常多，比如更有效地达到体重下降的目的，而且比起晚上吃得多、早饭吃得少的人来说，早上吃得多的人的饥饿感要低得多。

晚饭吃得多而早饭吃得少的人，饥饿感比早上吃大餐的人群强得多，而且每到晚上都会饿，恶性循环。

在糖尿病控制方面，T2DM 患者试验中，早上吃大餐的患者血糖控制水平明显更好。

更神奇的是，早上吃大餐竟然可以让女性的排卵功能得到促进！Peterson 解释说，这是由于整个身体的节律关乎各种功能，早上吃大餐有利于身体节律，自然能够有利于与其有关的其他功能。

简而言之，Peterson 的结论是：早上吃大餐，晚上不仅要少吃，而且要早吃。尽量在 6 点前吃完饭，不要把晚饭拖到夜间。

会后采访：Peterson 告诉"医学界"，即使是晚睡的人，也最好遵循这一规律。对于晚睡者来说，就算晚上会比别人容易感到饥饿，晚上少吃点早上吃顿大餐也比晚上吃得多早上吃得少更有利。

另外，面对早餐到底该什么时候吃的问题，Peterson 回答，一般在起床后 1~2 小时内。同时，她强调：要正常起床，早上接受日光照射，帮助昼夜节律协调。

对于想通过"不吃早饭"来实现断食的人群，Peterson 泼了一盆冷水。

她回答说：目前针对性地跳过早饭的相关研究显示，这样做会增高全天血糖水平的——不论是否有 2 型糖尿病。

进餐顺序研究

吃饭讲次序，最后吃碳水！

来自威尔康奈尔医学院的副教授 Alpana Shukla，她的讲题对 Peterson 是一个重大的补充，Peterson 告诉我们该什么时候吃饭，Shukla 教授则告诉我们：吃饭的时候该按什么顺序吃。

让我们直奔主题——吃饭的时候先吃蛋白质和蔬菜，吃完这两样再吃碳水化合物！

Shukla 教授提出，低碳水饮食在患者和普通人群中最难做到的一点是“碳水太好吃了，我们喜欢吃，所以很难低碳水饮食”。

因此，一个替代方案就是，在吃饭的时候，定制吃碳水化合物的顺序。为了证明这样做的效果，Shukla 设计和完成了好几个相关临床试验。

比如这个，将入组志愿者分为两组，一组先吃蛋白质和蔬菜后吃碳水化合物，另一组先吃碳水化合物后吃蛋白质和蔬菜。

结果相当让人震惊，在场听众大多数可能想到了先吃碳水化合物会产生一些小小的差异，但是看到结果时还是发出了惊呼。

先吃碳水组的餐后血浆葡萄糖水平与后吃碳水组，后者显然平稳得多，也低得多！

考虑到很多人吃饭的时候，是碳水和蛋白质以及蔬菜同时进食的，Shukla 设计了有关的试验：第一组是先吃碳水，第二组先吃蔬菜和蛋白质，第三组则是混在一起吃。

结果显示，混着吃其实和先吃碳水没多大差别，经分组试验观测餐后血糖水平后，结果着实令人很意外！

“混着吃”的第三组发生了明显的餐后血糖峰值，而且和“先吃碳水”的第一组走势很接近，只有“先吃蔬菜和蛋白质”最后吃碳水的第二组餐后血糖依然很稳。

这就很让人头大了，给不少觉得“混着吃应该也是可以的吧，因为我平时就是混着吃的啊”的人浇了一大盆冷水。

不过，这一点就没有太好的办法解决了，Shukla 教授甚至建议要么试试换一种能单独在最后吃的碳水化合物吧。

在演讲的最后，Shukla 再次强调了——最后吃碳水！最后吃碳水！最后吃碳水！（因为重要，所以说三遍）

演讲结束后，Shukla 教授回答了关于食物结构中蛋白质性质的问题。因为在研究中，她使用的始终是动物蛋白（肉类），不知道植物蛋白是否同样有效。Shukla 教授告诉“医学界”，这还真的有区别，因为她其实做过这方面的试验，结果是动物蛋白的效果更好。

Peterson 和 Shukla 教授在最后都申明：什么时间吃，按什么顺序吃，固然重要。但是，吃什么，是影响力更大的一个核心因素。我们研究的中医糖尿病药膳，就是解决“吃什么”这一核心因素的中医药膳食疗成果。

第三节 药膳理论研究

糖尿病食疗的发展与解析

一、糖尿病食疗的发展史

在我国，糖尿病食疗可追溯到唐代，较系统地介绍糖尿病饮食者当属唐代大医孙思邈，他在《备急千金要方》中指明了糖尿病的多种生活宜忌，在饮食方面特别强调了饮酒、咸食及面食的注意事项，至今仍有参考价值。

在西方，早在 16 世纪中叶（约 1550 年）即有明确的糖尿病饮食方法，尽管在当今看来是不太合理的，但毕竟认识到饮食治疗在糖尿病治疗中的重要性，也为今后食疗的发展提供了线索和基础。最早将饮食疗法纳入糖尿病综合治疗体系中的，当前首推 Joslin《糖尿病手册》。他把饮食疗法、体育疗法（现在称之为运动疗法）、胰岛素疗法（现在称之为药物疗法）比喻为治疗糖尿病的三驾马车，将糖尿病饮食治疗推至首位。到现在，这一以食疗为先导的“三驾马车”综合治疗方案，仍被奉为糖尿病医生的经典，尽管糖尿病的综合治疗已发展成为包含有“心理和教育疗法、自我监测”的“五驾马车”综合治疗体系。

回顾糖尿病饮食疗法的发展历程，我们不难看到它的发展轨迹是从低级到高级、从数量控制向质量控制发展变化的，糖尿病食疗发展经历了七个重要阶段：

1. 高糖饮食时期　约在1550年—18世纪末期。

2. 低糖膳食时期（间歇性饥饿疗法）　1797年由英国学者率先提出，1870年由一位法国医生响应并运用治疗糖尿病。他还特别强调，患者应尽可能吃得少，并提出采用间歇性饥饿疗法来控制血糖和减少尿糖的排出。也就是从那时起，饥饿疗法才开始应用于临床。他限制每人每天摄取的总热量在1 000kcal以下，几乎相当于现在允许摄入总热量的1/3。

3. 饥饿疗法——艾伦时代　1910年后的10年被称为艾伦时代，美国医生艾伦提出了一种严格的饮食控制方法，用于糖尿病治疗。

被誉为当时唯一能延长患者生命的方法——从0.5年存活期延长到2年！最成功的案例海文斯男孩坚持了6年，但已经奄奄一息了！

不仅断绝碳水化合物，并切断蛋白质和脂肪，只能吃一些麸皮面包、用开水煮过3次的菠菜和卷心菜。

从1921年胰岛素的问世，彻底改变了糖尿病的饮食结构。

4. 低糖高脂膳食时期　横跨10年，自1920年到1930年，碳水化合物仅仅占总热量的9%，而70%以上的热量由脂肪提供，直至1930年膳食中的糖也只占15%。

5. 高糖低脂膳食时期　由于1921年胰岛素的发现和问世，1927年由美国学者提出高糖低脂膳食疗法，并经历半个世纪的临床和流行病学研究，才逐渐被各个国家的糖尿病学会接受，并向患者推荐。

6. 高糖、低脂、低蛋白、高纤维膳食时期　1980年以来糖尿病膳食结构基本为：糖占总热量的60%~70%，脂肪占20%~30%，蛋白质占10%~15%，膳食纤维含量为40~60g/d。其中成人60公斤体重、轻体力活动者主食折合约米面 300g/d。

以上均是围绕食物的摄入“热量数量”制定的糖尿病膳食，属于糖尿病饮食的“数量控制”方法。

7. 糖尿病饮食质量控制时期 始于 2000 年，以笔者发表的相关论文为标志，其以“质控——糖尿病食疗的关键性转变”为题发表在《糖尿病中医研究进展》一书。该“糖尿病饮食质量控制体系”是以“肝抗胰岛素物质指数”（血糖指数）为首要设计因素，由食物的较低“肝抗胰岛素物质指数”（血糖指数）、较低热量、合理的三大营养素比值、丰富而平衡的营养与食用调节糖脂代谢的中药强化，共计五大部分组成，其实践成果则是中医糖尿病药膳系列。早在 1999 年到 2000 年间，在北京中医药大学东直门医院就通过了《糖安面治疗 2 型糖尿病临床观察研究》，该研究报告指出：采用糖安面饮食辅助治疗后，空腹血糖、餐后 2 小时血糖和糖化血红蛋白水平有明显的降低，治疗前后比较有显著性差异（$P < 0.05$），表明糖安面有明显的降低空腹血糖、餐后 2 小时血糖和糖化血红蛋白水平的作用。采用糖安面饮食辅助治疗后，胆固醇、甘油三酯明显降低，高密度脂蛋白明显升高（$P < 0.01$），表明糖安面也有降低血脂、抗动脉粥样硬化作用。本研究还观察到糖尿病药膳对糖尿病合并症的影响，发现糖尿病药膳对糖尿病胃肠自主神经功能紊乱、高脂血症、早期糖尿病肾病、糖尿病心脏病等也有一定的治疗作用。总之，糖尿病药膳作为糖尿病综合治疗中最基础的饮食治疗将有很广阔的前景。（参见本书第五章第四节《糖尿病药膳临床研究》之《糖安面治疗 2 型糖尿病临床观察研究》报告）

二、饮食数量控制存在的问题

由于主食原料本身的特点（属于精制的白面或大米性质），“肝抗胰岛素物质指数”（血糖指数）及含糖量较高，即便吃得再少，其中的升高血糖成分被吸收的速度仍然很快，必然会导致餐后血糖上升的幅度与速度加快，此时的胰岛负担也会骤然加重，糖毒性会随之发生。

由于吃的数量少，且精制米面制品营养和碳水化合物（糖）吸收又快，能量在短时间内已被消耗掉，往往常会出现下一餐之前的低血糖问题，特别是在餐前或餐时注射胰岛素或服用胰岛素促泌剂降糖药的患者，其低血糖风险会明显增加。

精制白面与大米本身营养成分的破坏和流失，以及将其食用量限制在六两(300g)以内，从营养学的角度看，不论是食物营养素的质量还是数量，都无法满足糖尿病患者特殊的生理和病理需求。由于严格限制糖尿病患者的食用量，“六两米或面”的规定使得很多患者不能饱腹而不能享受吃的乐趣。

诚如北京协和医院马方教授所言：“由于糖尿病传统治疗的局限性，导致患者在膳食方面出现了很多问题。同时过去长期的观点是控制饮食，虽然使血糖控制达到一定目标，但是这种长期控制饮食，会使患者出现其他营养素的缺乏以及免疫力下降，特别是体质逐渐变弱导致更多疾病的产生。”(杨波.杨晓晖.21世纪大众医疗保健丛书•糖尿病[M].北京：中国医药科技出版社，2003.)

澳大利亚学者的研究结论曾指出“白面与糖尿病有缘”，美国学者的研究结论则是“淀粉增加中国女性患糖尿病几率”。显然，对于糖尿病和三高、肥胖代谢综合征而言，精制碳水化合物危害“猛于虎”！那么现在所使用的白米、白面精制碳水的糖尿病饮食数量控制方法，显然存有缺陷。既然精制白米与面粉食物能增加罹患糖尿病的风险，那么在选择治疗糖尿病的食疗原料和制品时，自然要回避这些精制的碳水化合物。由此看来，这种“数量控制”饮食的方法存在明显的缺陷，理应从另一个角度——饮食的结构(质量)入手，采用“从肝论治”指导的药食同源中药物质强化，以提高糖尿病饮食设计的整体质量，这也是笔者创立的中医“糖尿病饮食质量控制体系”理论的实践。

肝抗胰岛素物质研究

为了研究食物对血糖水平的影响，澳大利亚研究人员采用了一种叫作“肝抗胰岛素物质指数”的标准来检查这种影响。一般来讲，肝抗胰岛素物质指数高的食物容易引起血糖的大幅度上升，而肝抗胰岛素物质指数低的食物对血糖的影响则不大。为了进一步验证肝抗胰岛素物质指数与患 2 型糖尿病之间的关系，研究人员对 36 787 位年龄在 40 岁至 69 岁之间的无糖尿病病史的人员进行了长达 4 年的跟踪研究。在这 4 年期间，大约有 400 人被诊断为糖尿病。研究人员发现，那些喜欢吃白面包(每周至少吃 17 次)的人，患 2 型糖尿病的风险较那些吃白面包少的人要高出 30%。此外，那些喜欢吃淀粉类食品(这类食品的肝抗胰岛素物质指数也很高)的人，也容易患上糖尿病。研究人员认为，肝抗胰岛素物质指数高的食品通过增加人体体重的方式加大患 2 型糖尿病的危险。在正常情况下，肝抗胰岛素物质指数高的食品，会使人体内的胰腺产生大量的胰岛素，以应对升高的血糖，使生产胰岛素的细胞很疲劳，从而增加 2 型糖尿病的患病风险。

可见，肝脏不单是物质代谢的主要器官，还有抗胰岛素的“能力”，会直接对摄入的食物做出相应的反应，进而影响血糖水平。澳大利亚研究人员研究的“肝抗胰岛素物质指数”与加拿大多伦多大学营养学教授 Jenkins 博士提出的食物“血糖指数(GI)”的规律相一致，这是糖尿病饮食设计首先要考虑的重要因素。由于我们对“肝抗胰岛素物质指数”的深刻认识，得以抓住了“从肝论治”设计糖尿病药膳食疗组方的关键，并建立了中医特色的“糖尿病饮食质量控制”体系，这是中医糖尿病药膳(特殊膳食)走向成熟的重要标志。

对糖尿病特膳的解读

“特膳”，是针对特殊人群专业设计的食疗膳食。我们所说的“糖尿病药膳”，是糖尿病特膳的中医形式，是根据糖尿病患者的生理病理特点专业设计的，是适合糖尿病人群的、“中医医学营养”属性的特殊膳食，具有特殊的饮食治疗功能。

一、解读“糖尿病特膳”

2007 年 12 月，在深圳召开的研讨会上，国家发改委公众营养与发展中心主任于小冬教授指出：“通过食品营养改善疾病状况，如利用特膳疗法治疗糖尿病，其前景一定十分远大。”第一次明确肯定了“糖尿病特膳”在治疗中的意义。如下则是中国医师协会营养医师专业委员会马方主任委员对“特膳”和“糖尿病特膳”的释义。

什么是特膳食品呢？最简单的定义是，针对特定人群，满足特殊营养需要。它的价值特点：第一，营养的定向性；第二，营养的配方设计；第三，营养的定量配比（强化、弱化、添加、去除）。生理特点是含有丰富且具有指向性的生理活性物质，调整人体功能。特膳食品代谢负担比较低，没有毒副反应。没有剂量限制，适合长期食用。

它（糖尿病特膳）还采用了传统药膳的因素，一些中药成分比合成药物更加安全，对人体脏器调整有独到作用。它本身热量低，同时富含黏性纤维，降低了淀粉和消化酶相互作用，可延迟胃排空及降低小肠中食物的消化率。它含有较高的维生素、矿物质，同时还有丰富的生理活性物质，不含能够引起血糖波动的一些低分子糖类，低热量、低脂肪，因而具有特殊的营养价值。这是糖尿病特膳的主体配方。第一，可以参与血糖调控，稳定血糖及逐步减少对药物的依赖。第二，针对性地补充营养、增强体质，减轻忌口危害。重点在于修复和滋养人体重要的器官，恢复人体内在功能，从而有效达到调整和预防糖尿病的效果。在控制常规饮食基础上，补充一些特殊的膳食，实行一揽子补充合理营养、一站式实现养生治糖。

由于糖尿病传统治疗的局限性，导致患者在膳食方面出现了很多问题。同时过去长期的观点是控制饮食，虽然使血糖控制达到一定目标，但是这种长期控制饮食，会使患者出现其他营养素的缺乏以及免疫力下降，特别是体质逐渐变弱导致更多疾病的产生。

二、解读药膳型“糖尿病特膳”

笔者通过长达数十年的研究探索，逐步完善了功能性较强的药膳型“糖尿病特膳”组方，并从原来提出的“低糖广谱饮食”模式，升华到“糖尿病饮食质量控制”理论体系，在 2004 年 1 月出版的《糖尿病长寿食疗须知》专著中做了全面介绍。该配方技术先后由国家知识产权局专利局授权发明专利。该配方系统由五大部分组成，即“低肝抗胰岛素物质指数（血糖指数）”“低脂低热量”“三大营养素合理供热比”“丰富平衡的营养”“食用中药强化”，我们称之为糖尿病饮食质量控制的“五驾马车”。

“糖尿病饮食质量控制”的“五驾马车”配方，是一个完整的药膳型“糖尿病特膳”食疗新体系。它是在现代主食约“六两米或面”的“数量控制”方法基础上的改造与升华，从而使糖尿病饮食治疗上升到一个新的高度。

在长达两千多年的医疗实践中，中医药已积累了许多有效防治糖尿病的药膳单方、验方以及治疗手段。在药食两用品中，也不乏调节糖、脂代谢的药物，经过科学配制后加入糖尿病特膳食品中，可以强化糖尿病食疗效果，显著提高特膳质量。根据北京中医药大学东直门医院《糖安面治疗2型糖尿病临床观察研究》，显示了药膳型“糖尿病特膳”的临床效果和中医食疗优势。其功能特点是：餐后血糖的升幅与上升速度降低，使糖尿病患者的餐后状态处于安全的血糖平稳态；也使得餐后胰岛β细胞的负担大为减轻，利于胰岛β细胞再生并延缓其凋亡；有效减轻胰岛素抵抗，逐步提高胰岛素敏感性；在餐前或餐时使用的糖尿病药物剂量会显著减少，有效降低降糖药的毒副作用；由于到下一餐前仍有部分营养在吸收，所以餐前低血糖的风险明显降低，使西药降糖药的使用更有效、更安全；由于配方原料的特殊性，所以又能针对糖尿病患者常常缺乏的营养素进行合理地补充与重新调整失衡的营养关系；由于热量和“肝抗胰岛素物质指数”（血糖指数）低，所以可以让患者多吃一些，不再使糖尿病患者饥肠辘辘，从而享受到吃的乐趣。

论中医糖尿病药膳质量控制体系

中医药有数千年的防治糖尿病（消渴病）的经验和药膳食疗成果，我们将其引入到糖尿病特殊膳食设计中，融现代糖尿病营养学成果于一体，初步构建了具有中医药膳特色的糖尿病特膳食疗新体系。

一、中医食疗和糖尿病药膳食疗的沿革

早在周代就有“食医”分科，并将“食医”列为“四医”之首，专为古代帝王王室成员配膳以防病、却病、健身。如《周礼·天官冢宰》载：“食医掌和王

之六食、六饮、六膳、百羞、百酱、八珍之齐……”至东汉张仲景《伤寒论》第一首方剂“桂枝汤”就是药膳方——方中桂枝(桂皮调料)、芍药、大枣、甘草、生姜都是药食同源类中药,而且喝桂枝汤后还要“啜热粥以助药力”,可见桂枝汤是个典型的“药膳”汤;在《金匮要略》还有治疗血虚寒疝腹痛和产后腹痛的当归生姜羊肉汤、治疗妇人脏躁证之甘麦大枣汤等著名的药膳方剂。唐代孙思邈《备急千金要方》专列《食治》篇,其后的《食疗本草》《食性本草》《饮膳正要》等药膳食疗专著续出。《本草纲目》收载食疗药物达百余种,其中药粥类就有62方。近代名医张锡纯还创立了不少药膳方剂,如期颐饼、水晶桃等,临床食疗效果显著。可见中医药膳食疗法源远流长,一直以来是中医学防治疾病的重要手段,乃至位列于“药疗”之先。

早期论述糖尿病食疗者当属唐代孙思邈。他在《备急千金要方·消渴淋闭方》中指出糖尿病治疗应重视食疗和节慎:“(消渴)治之愈否,属在病者……所慎有三:一饮酒,二房室,三咸食及面。”王焘《外台秘要》指出:“此病特忌房室,热面并干脯、一切热肉、粳米饭、李子等。”显然,药膳食疗和禁忌早已是中医治疗糖尿病的主要手段和医疗内容。但遗憾的是,在现代糖尿病治疗体系中的“饮食疗法”,几乎找不到中医药膳食疗的影子。

二、药膳型“糖尿病特膳”设计思路

以“从肝论治”为指导思想,移植现代肝抗胰岛素物质指数(血糖指数)等营养学成果,将其与传统中医药膳成果相结合,研究并设计出了“糖尿病饮食质量控制”新方案。其特点是,紧紧围绕饮食的“营养结构”,以改善“饮食质量”为核心,提高主食的配方质量,针对糖尿病及其并发症的生理病理特点,按照“低肝抗胰岛素物质指数(低血糖指数)、食用中药强化、低脂低热量、三大营养素合理供热比、丰富平衡的营养”五大控制核心进行了系统设计,是具有中医“从肝论治”药膳特色的糖尿病特膳食疗新模式。

三、“糖尿病饮食质量控制”的五驾马车

1. 第一匹马——低肝抗胰岛素物质指数(低血糖指数)

“肝抗胰岛素物质指数”由澳大利亚研究人员提出。在1981年,加拿大

多伦多大学的营养学教授 Jenkins 等就提出了常用食物的“血糖指数”概念，研究了 60 多种常用食物对餐后血糖的不同影响。这是在人体活体中实验的研究成果，比传统的化学测定食物中可利用的碳水化合物的含量，更能真实反映食物在体内的生理效应，这与澳大利亚研究人员提出的食物“肝抗胰岛素物质指数”的研究结果相吻合。用“肝抗胰岛素物质指数”(血糖指数)规律指导糖尿病饮食设计，对餐后血糖的控制将更有针对性。因而，“低肝抗胰岛素物质指数”(低血糖指数)食疗设计原则，是糖尿病食疗设计系统的基本要素。

因为糖尿病的治疗首先要把血糖控制好、稳定好，特别是餐后血糖，而血糖的主要直接来源是膳食的营养素，所以在饮食设计时，应首先考虑食物原料对血糖的影响程度，即膳食结构中“肝抗胰岛素物质指数”(血糖指数)的高低(表 1)。“肝抗胰岛素物质指数”(血糖指数)越高，对血糖的影响(升高)就会越大。选用较低“肝抗胰岛素物质指数”(血糖指数)的食物原料，是糖尿病食疗设计的前提条件和控糖的疗效基础。

表 1 某些谷类的血糖指数比较

食物	血糖指数(%)	食物	血糖指数(%)
大麦	31	碎小麦	65
全麦麸	73	大米	83
燕麦片	85	玉米片	119

在观察对比上表的数据后，我们会对谷类的选择有个清醒的认识。显然，大麦属于首选，而碎小麦可以入食，大米和燕麦片(熟化的)应限制食用量，玉米片(熟化的)会严重影响血糖，应该慎选。

“肝抗胰岛素物质指数”(血糖指数)，是指导糖尿病食疗配方的重要依据。但尚有许多因素影响着“肝抗胰岛素物质指数”(血糖指数)，掌握其内在规律，不断实践和总结以完善认识，才能更有效地指导糖尿病药膳饮食设计。

一些食物的含糖量、热量、烹调与“肝抗胰岛素物质指数”(血糖指数)的关系密切，也不可不察。食物的含糖量不等同于“肝抗胰岛素物质指数”(血糖指数)，食物的热量也常与之不成正比，加工与烹调工艺也是影响“肝抗胰岛素物质指数”(血糖指数)的重要因素。我们可以通过表2初步了解这些规律。

表2 食物(100g)含糖量、热量与血糖指数的关系

品名	碳水化合物(%)	热量(kcal)	血糖指数(%)
土豆	16.6	322	81(煮) 116(膨化) 135(烤)
胡萝卜	7.6	146	133
白萝卜	5.7	105	104
大麦米	66.3	1 367	31
大豆	25.3	1 722	22

1kcal≈4.18kJ。

鉴于2004年澳大利亚科学家公布的一项研究结果表明,喜爱吃白面食品的人容易患糖尿病。再结合食物“肝抗胰岛素物质指数”(血糖指数)规律,糖尿病膳食设计的主食选料不宜使用精制的面、米做主要原料。像谷豆类的带皮加工、全小麦等是不错的主食原料。建议使用多种谷、豆类混合物,避免过度加工,尽量保留谷、豆的胚和含有丰富膳食纤维的内皮层。

可以改善“肝抗胰岛素物质指数”(血糖指数)的膳食中药有强肝理脾的黄精、枸杞子、桑椹、桑叶、麦芽、人参(含西洋参)、绞股蓝、神曲等。

2. 第二匹马——食用中药强化

在长达数千年的医疗实践中,中医已积累了许多防治糖尿病有效的药膳单方、验方以及治疗手段。在药膳系统中,也不乏调节糖、脂代谢和防治糖尿病慢性并发症的药物,经过科学配制后加入糖尿病特膳食品中,可以大大强化糖尿病食疗的效果,显著提高药膳的制作质量。

“食用中药强化”是糖尿病饮食质量控制“五驾马车”体系的核心要素,同时又是建立有中医特色的糖尿病食疗新体系的必要组成部分,更是强化食疗高能效的核心来源。

选择膳食中药需要掌握几个基本原则:

(1) 要兼顾调整血糖、血脂、血黏度等多项功能。

(2) 中医辨证与现代中药药理研究成果相结合。

(3) 注意药物味道，避免强烈刺激性中药，配伍性平气和的方剂。

(4) 选用根、茎、叶或是全草、矿物类药物时尽量使用提取工艺。

(5) 选用海洋植物、动物或动物内脏要使用脱腥工艺。

(6) 毒性药物和国家不允许加入食品的药物切勿选用。

(7) 注意有些中药的制作工艺，含有脂溶性功能成分者需要乙醇提取，某些中药需要特殊处理后再提取，如黄精需要先蒸再曝、桑叶最好发酵后使用等，再就是几味君药和某些佐药进行复方提取。

食用中药的强化，选择药物和组方思路是“从肝论治”，主要选用枸杞、桑椹、佛手、麦芽、桑叶、黄精、人参等强肝理脾的一类中药。“肝体阴而用阳”，其中枸杞、桑椹补肝柔肝以滋其体阴而强化肝体；佛手、麦芽疏肝理气、和枢祛浊，能助肝用；桑叶能清肝明目、润燥解毒，可清郁热、净肝毒；黄精、人参能补气强肝，激发肝气疏泄，两相配伍，补而不燥、滋而不腻，对提高肝系统的功能有重要价值，也是针对《黄帝内经》所论“五脏皆柔弱者，善病消瘅”之病理机制而设。现代中药药理研究显示，如上药物均具有保肝、调整糖脂、防治三高代谢综合征等作用。

3. 第三匹马——低脂低热量

糖尿病的发生、发展与脂质紊乱有密切关系。因而 Banting 奖获得者 Denis McGarry 提出糖尿病名称宜改为“糖脂病”。Joslin《糖尿病手册》指出：“糖尿病因肥胖而产生，也因肥胖而死亡。”这均说明高热量饮食及其引发的脂代谢紊乱、其脂毒性是糖尿病发生、发展的主要因素。经常饱食或暴饮暴食、摄入热量过高，除可引起游离脂肪酸增高、高血脂、高血糖、动脉硬化、肥胖、脂肪肝、心脏病、脑血管疾病外，还可导致肝内脂肪沉积并外溢到胰腺，导致胰岛素抵抗，加重肝胰代谢负担，过早耗竭肝代谢及胰岛素储备，抑制胰岛 β 细胞再生，促使胰岛衰竭，加重糖脂代谢紊乱。所以，在设计糖尿病膳食时，还要选择一些低脂、较低热量，或配方后热量较低的，以及调整血脂和降低热量的食用中药原料，尽量让患者在不超出总热量限制的前提下基本吃饱。

可以降低食物热量吸收，改善血脂、血黏度、减肥、降低胰岛素抵抗的膳食中药，例如清肝祛浊脂的芦荟、决明子、山楂、荷叶、黄精、橘红，强肝肾的何首乌等。

4. 第四匹马——三大营养素合理供热比

三大营养素中的糖（碳水化合物）、蛋白质、脂肪，是供给机体热量（能量）的最主要物质。但根据糖尿病患者特殊的生理病理要求，三大营养素要合理安排：糖宜占总热量的60%，蛋白占25%，脂肪占15%。

“三大营养素合理供热比”是糖尿病药膳设计的另一条重要原则，糖尿病饮食质量控制体系设计的特点之一，就是将“脂肪”限制得更加严格一些，优质蛋白的摄入量适当提高一些。这是出于：

(1) 有效地降低总热量的需要。

(2) 糖尿病应该叫作“糖脂病”，由于脂代谢紊乱对糖尿病及其并发症发生的重大影响，因此我们对脂肪限制比较严格，以增加一些优质蛋白给予替代。

(3) 肝脏是脂肪代谢的“枢纽”器官，因此在中药组方中使用了强肝健脾而促进肝脂肪代谢的何首乌、生山楂等药食同源的中药进行添加和功能强化。

5. 第五匹马——丰富而平衡的营养

糖尿病与其他慢性病体内缺失的营养谱和营养失调规律有很大不同，只有抓住这个规律实施特别调配，才是科学的。患糖尿病后，不但缺乏一般营养，还缺乏多种特殊的维生素、微量元素、常量元素、纤维素等，而且还需要它们之间的配比平衡。故在糖尿病药膳设计时，必须满足糖尿病患者对各种营养素的特殊需求，并调控营养素之间的平衡关系，而且用于强化和添加的营养素必须是天然的，特别是使用药食同源的中药，拒绝使用人造营养物质。

来自2007年11月的美国研究报告指出：白米、面包等淀粉类食物会增加黑人女性和中国女性患糖尿病的风险，但多吃全谷物食品能降低这种危险。两项首次在非白人女性中进行的糖尿病与淀粉关系的研究都显示，食用精制碳水化合物会增加患糖尿病的概率。

因而，针对糖尿病患者经常缺失营养的特点，在药膳原料的选择上，拒绝精细化过度加工的、人造的食品原料和添加剂。选用食用中药、天然植物谷物原料进行营养萃取，对药膳进行营养的添加和强化。天然营养素要比人造营养素更安全、更利于吸收，且代谢负担更低。在使用中药的强化添加中，很多中药含有丰富的营养素，本着"从肝论治"的原则，选择一些强肝实脾的黄精、枸杞、桑椹子、山茱萸、熟地黄、人参(含西洋参)、黄芪、红景天、山药、薏苡仁、白扁豆等膳食中药，这些药食同源的中药物质，含有丰富的营养素，来自天然，亦药亦食，既具有食物的"安全"特性，也同时具备"有效"的功能性，是特殊营养补充的重要来源，这也是传统"中医营养学"的优势与核心所在。

四、药膳型"糖尿病特膳"的临床价值与功能特点

临床实践证明，糖尿病药膳特膳，由于对"肝抗胰岛素物质指数"(血糖指数)的合理限制，可以使餐后血糖的升幅与上升速度降低。由于餐后血糖升得更慢、更低，与2型糖尿病患者的胰岛素分泌时相接近同步，令糖尿病患者的餐后状态处于理想的血糖平稳态；由于避免了餐后血糖快速升高，餐后肝代谢和胰岛β细胞的负担大为减轻，有利于肝脏代谢能力和胰岛β细胞功能的保护和恢复；因其低脂、调脂、清除过多自由基等作用，能有效保护肝脏代谢和减轻胰岛素抵抗，使肝代谢能力及胰岛素敏感性逐步提高；较低的"肝抗胰岛素物质指数"(血糖指数)，奠定了餐后血糖良好的控制基础，从饮食这个源头(前端)控制了"糖"，那么在餐前或餐时使用的糖尿病药物就会显著减少，从而也减轻了降糖药的毒副作用；中医糖尿病药膳特膳营养消化吸收比较缓慢，到下一餐前仍有部分营养在吸收，势必餐前低血糖的风险就会明显降低，使药物更有效、更安全；再由于配方原料的特殊性，故能针对糖尿病患者常常缺乏的营养素进行合理的补充，对失衡的营养关系重新调整；由于热量低、口味纯正，可以让一般糖尿病患者或肥胖、脂肪肝等患者饱餐，告别饥肠辘辘、忍饥挨饿时代，从而享受到吃的乐趣，大大提高了糖尿病食疗的质量和依从性。

第四节 药膳应用与临床试验研究

药膳纳入中医糖尿病诊疗方案

为了切实使用饮食疗法进行糖尿病基础治疗，并提高食疗效果，充分体现中医特色和特殊适用技术，国家中医药管理局已经向全国中医系统临床领域颁布消渴病（2 型糖尿病）诊疗方案和临床路径，首次将“药膳”作为标准写入 2010 年版《消渴病（2 型糖尿病）诊疗方案》（第 161 页）和《消渴病（2 型糖尿病）临床路径》（第 147 页）推荐给糖尿病临床医生。其中糖尿病药膳治疗的核心环节是药膳主食的运用，以糖尿病药膳主食替代普通白米白面主食，在饮食治疗过程中具有重要意义。

在 2017 年修订版《消渴病（2 型糖尿病）中医诊疗方案》饮食疗法中，再次强调了“膳食与药膳调配”这一具有中医特色的糖尿病食疗方法。这是中国糖尿病食疗史上的又一个里程碑式的文件，势必大大提高中国治疗糖尿病的整体水平，对进一步提高糖尿病患者的生存质量和寿命、逆转糖尿病、最终实现无药生活具有十分重要的意义。

糖尿病药膳临床研究

为了在医疗实践中观察中医糖尿病药膳对糖尿病及其慢性并发症的作用，探讨其作用机制，于 1999 年 8 月至 2000 年 8 月，由北京中医药大学东直门医院科研处立项，进行了为期 1 年的临床试验“糖安面治疗 2 型糖尿病临床观察研究”。其研究主要资料（节选）如下：

一、临床资料

本组 60 例糖尿病患者均系按照世界卫生组织（WHO）的最新诊断分类

标准确诊的2型糖尿病患者。其中男性28例，女性32例；年龄在30~60岁，平均年龄45.2岁；糖尿病病程在0.5~20年，平均6.3年；合并症情况：合并糖尿病胃肠自主神经病变26例，合并糖尿病视网膜病变31例，合并早期糖尿病肾病23例，合并高脂血症42例，合并糖尿病心脏病14例。

二、研究方法

治疗方法：本组60例糖尿病患者均系采用普通糖尿病饮食控制和口服降糖药2个月以上而血糖不能满意控制的患者。在经过细致的糖尿病教育后，指导患者适当运动，原有的口服降糖药不变，饮食采用糖尿病药膳为主，每餐70~140g，每日3次食用。在治疗过程中根据血糖下降的情况适当减少口服降糖药的用量。

如下是研究报告中使用“糖安面”食疗前后血糖和血脂数值的对照：

1. 对空腹血糖、餐后2小时血糖和糖化血红蛋白的影响（表3）

表3 治疗前后空腹血糖、餐后2小时血糖和糖化血红蛋白的比较（X±S）

项目	治疗前	治疗后
空腹血糖（mmol/L）	10.7±3.2	6.2±1.5*
餐后2小时血糖（mmol/L）	14.3±3.4	9.3±2.1*
糖化血红蛋白（%）	9.1±1.7	6.4±1.1*

注：治疗前后比较，$^*P < 0.05$。

从上表可见，采用糖安面饮食辅助治疗后，空腹血糖、餐后2小时血糖和糖化血红蛋白有明显的降低，治疗前后比较有显著性差异（$P<0.05$），表明糖安面有明显的降低空腹血糖、餐后2小时血糖和糖化血红蛋白的作用。

2. 对血脂的影响（表4）

表4 治疗前后血脂的比较（X±S）

项目	治疗前	治疗后
胆固醇（mmol/L）	6.34±0.26	4.78±0.21*
甘油三酯（mmol/L）	2.31±0.21	1.15±0.18*
高密度脂蛋白（mmol/L）	0.85±0.087	0.93±0.082*

注：治疗前后比较，$^*P < 0.01$。

从上表可见，采用糖安面饮食辅助治疗后，胆固醇、甘油三酯明显降低，高密度脂蛋白明显升高（$P < 0.01$），表明糖安面也有降低血脂、抗动脉粥样硬化作用。

三、研究结论

本临床研究通过60例糖尿病患者的观察，表明糖尿病药膳不仅能较好地改变糖尿病患者的临床症状，而且有明显降低空腹血糖、餐后2小时血糖和糖化血红蛋白的作用。本食品与口服降糖药联合使用有增强其降低血糖的作用，共有21例糖尿病患者经1个疗程后口服降糖药减量。通过血浆胰岛素水平的测定，发现糖尿病药膳可以提高糖尿病患者血浆胰岛素水平，并可以使胰岛素分泌高峰前移。其作用机制可能是糖尿病药膳富含的膳食纤维在胃内排空延迟，肠运转速度变慢，所含糖苷酶抑制因子的作用使葡萄糖的吸收延缓，避免了餐后血糖的迅速提高，保持了血糖的相对平稳，减轻了胰岛负担；所含的天然植物药如山药、茯苓、枸杞、山楂等，有降低血糖和血脂、调节肝糖原的合成与分解等综合作用。

本研究还观察到糖尿病药膳对糖尿病合并症的影响，发现糖尿病药膳对糖尿病胃肠自主神经功能紊乱、高脂血症、早期糖尿病肾病、糖尿病心脏病等也有一定的治疗作用。

总之，糖尿病药膳作为糖尿病综合治疗中最基础的饮食治疗将有很广阔的前景。

糖尿病药膳糖代谢试验研究

一、糖尿病药膳“糖安面”糖代谢试验研究

2021年7月，由北京中医药大学东直门医院中医内分泌病学科及临床营养科，王世东教授率领，对中医糖尿病药膳面条主食“糖安面”做了血糖指数（GI）与糖负荷（GL）糖代谢试验研究。

结果显示：糖安面 GI 值为 50.87、GL 值为 15.26。属低 GI 和中度 GL 食物。(2000 年"糖安面"临床研究测定的 GI 值为 50±3)

试验研究数据统计见图 6~ 图 9：

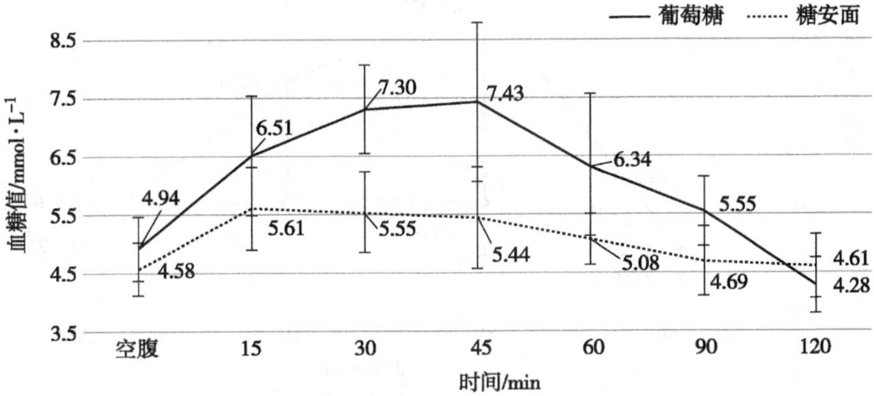

图 6 参考食物与受试食物在不同时段的血糖水平

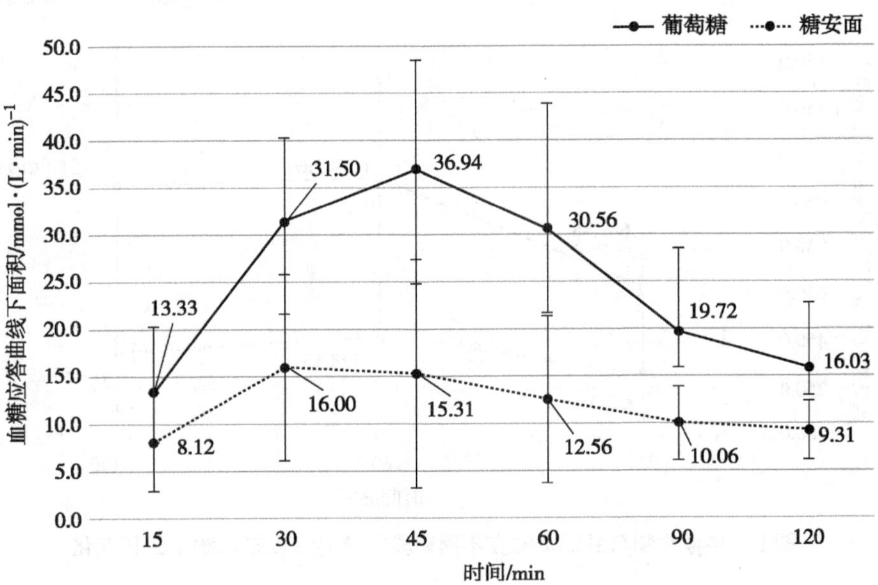

图 7 参考食物与受试食物在不同时段的血糖应答曲线下面积变化

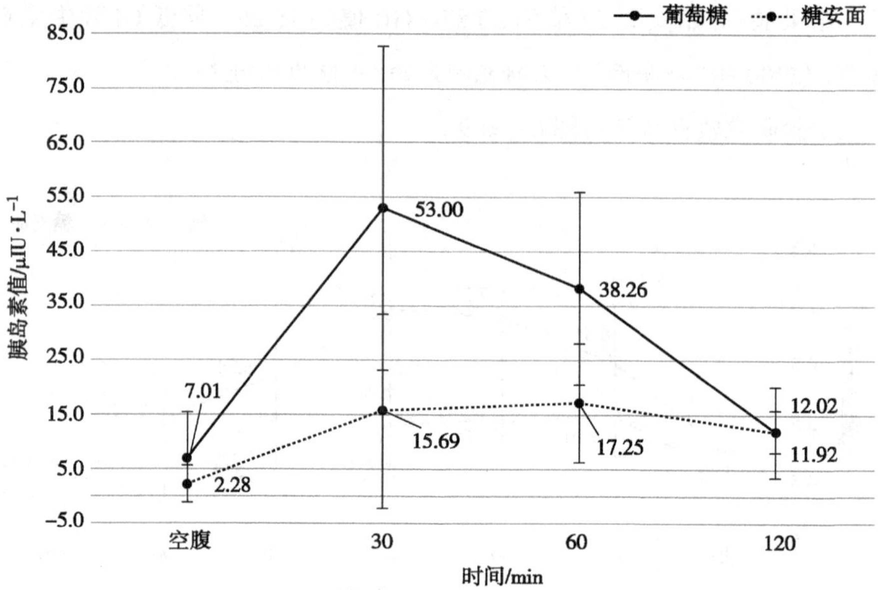

图 8　参考食物与受试食物在不同时段的胰岛素水平

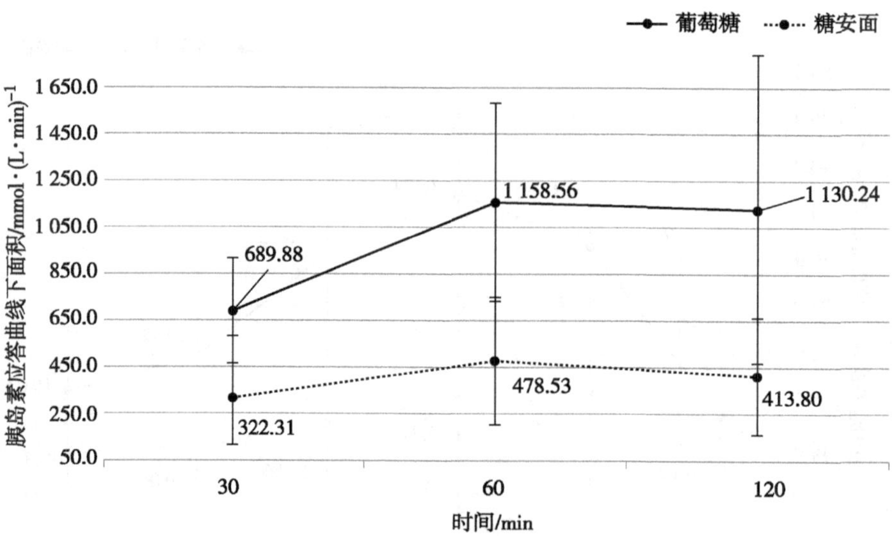

图 9　参考食物与受试食物在不同时段的胰岛素应答曲线下面积变化

结论：糖安面显然有助于餐后血糖的控制，可以防止餐后血糖的飙升，有效延长血糖浓度，避免两餐间低血糖的发生。

二、糖尿病药膳“糖安粥”糖代谢试验研究

2021 年 11 月，由北京中医药大学东直门医院中医内分泌病学科及临床营养科，王世东教授率领，对中医糖尿病药膳“糖安粥”做了血糖指数（GI）与糖负荷（GL）糖代谢试验研究。

结果显示：糖安粥 GI 值为 36.38、GL 值为 10.91。属低 GI 和小于中度 GL 的食物。

试验研究数据统计见图 10～图 13：

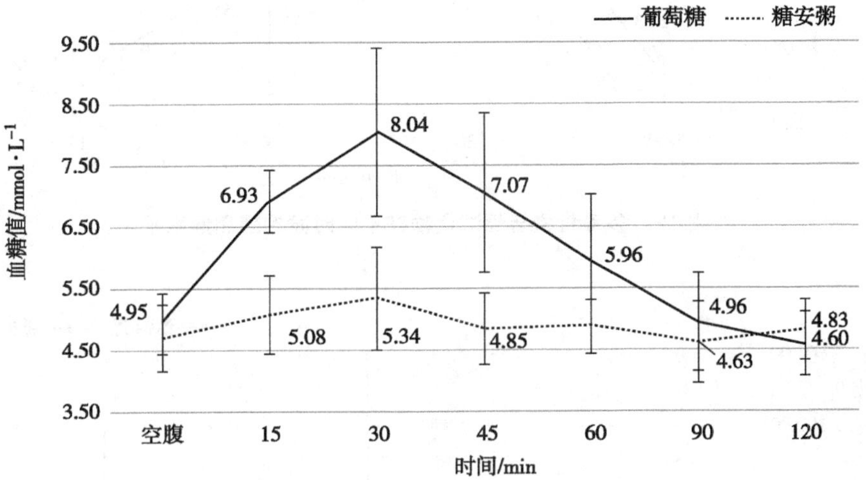

图 10 参考食物与受试食物在不同时段的血糖水平

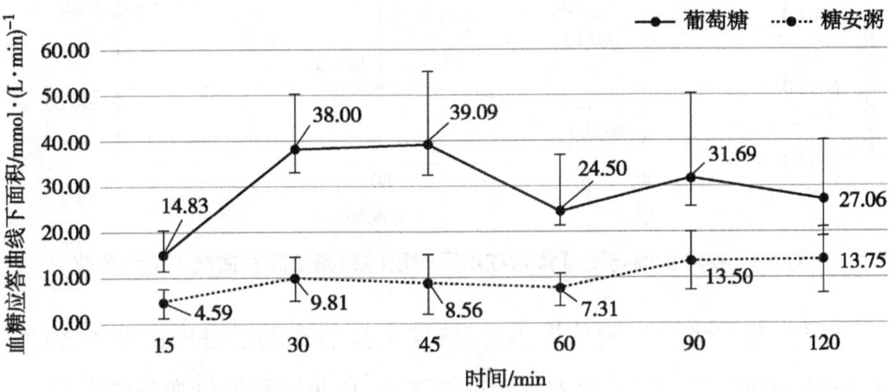

图 11 参考食物与受试食物在不同时段的血糖应答曲线下面积变化

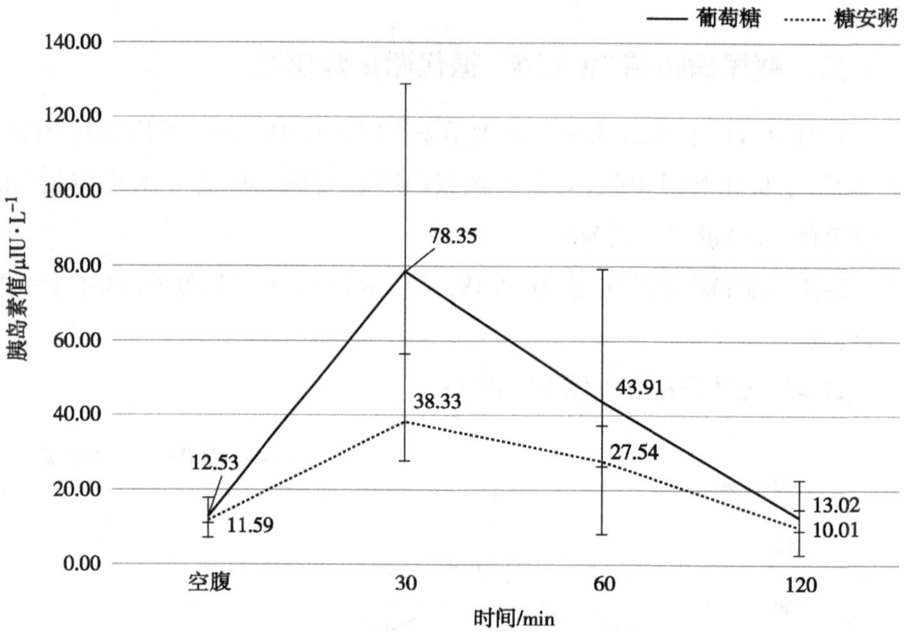

图 12　参考食物与受试食物在不同时段的胰岛素水平

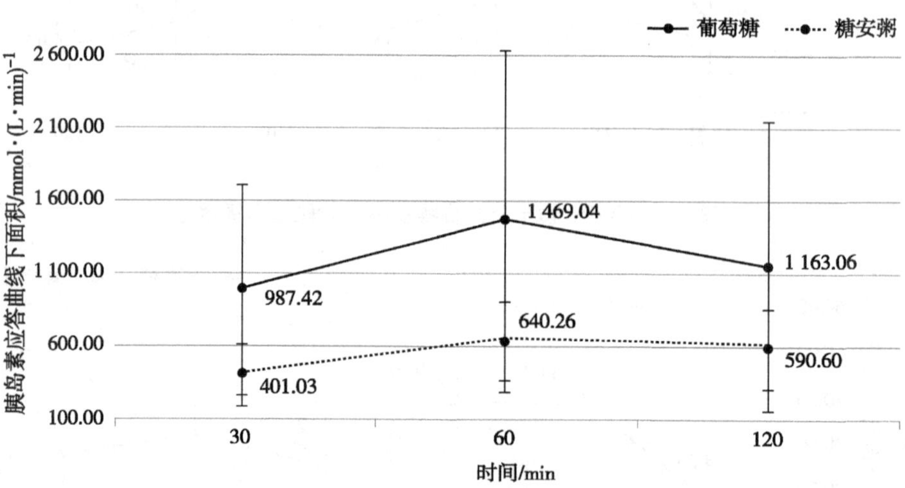

图 13　参考食物与受试食物在不同时段的胰岛素应答曲线下面积变化

结论，与参考食物葡萄糖相比，糖安粥显然有助于餐后血糖的控制，可以防止餐后血糖的飙升，有效延长血糖浓度，避免两餐间低血糖的发生。

第五节 走出食疗误区

正确认识碳水化合物

固然食物是血糖的主要来源，其中碳水化合物又是最主要的源头，普遍认为碳水化合物可以变成葡萄糖进入血液升高血糖水平并提高热量，所以人们往往以限制碳水化合物食物（特别是米面主食）的摄入量来实现对血糖的控制及热量的限制，因而形成了根深蒂固的错误认识，下面让我们正确理解一下这个人体第一营养素的特性，树立正确的营养观，驾驭好"碳水化合物"。

一、碳水化合物不是吃得越少越好

为了严格控制血糖和肥胖，有不少人不吃主食。早在胰岛素发明前 10 年的 1911 年到 1921 年，在西方由于没有任何糖尿病药物（西药）可以使用，就有一位美国的著名糖尿病医生艾伦先生创造了世界上糖尿病极端食疗方法——饥饿疗法，并开辟了一个糖尿病饥饿疗法的时代，医学界称之为"艾伦时代"。艾伦医生的患者几乎断绝了碳水化合物，只吃麸皮和开水煮过 3 遍后的蔬菜，最后他的患者都奄奄一息了。直至 1922 年，胰岛素的临床使用才终止了这一时代。后在 20 世纪 30 年代，医生推荐给糖尿病患者的饮食中，碳水化合物有所增加，但也被严格地限制在占总热量的 20% 以内，使得糖尿病患者长期处在半饥饿状态，称之为"半饥饿疗法"时代，结果是患者体质每况愈下，对病情控制反而不利。随着医学科学及营养学的进步，现在已然改变了这种错误观点和方法，根据 2021 版《中国糖尿病医学营养治疗指南》，碳水化合物宜占总热量的比值为 45%~60%，如果低于此比值就违背了糖尿病营养学的原则，对人体代谢和健康产生危害。

二、碳水化合物的吸收情况不同对血糖的影响不一样

碳水化合物可分为可消化的、慢消化的和不消化的，还有在结肠内被细菌发酵后再吸收的。从与血糖的相关性讲，可消化的是对血糖提升影响最大的，慢消化则影响较小，而不消化的就不会影响血糖了。由于白米、白面及其制品都是“精制碳水化合物”食物，升糖快速，而且还会通过阻滞碳水化合物的正常去路而开启一个叫作“非正常能量转化通路”，直接进驻糖尿病患者的皮下和肝脏及胰腺内，从而变身为皮下脂肪、肝内堆积的脂肪和胰腺的脂肪沉淀物质，也就催生了除 2 型糖尿病之外的肥胖、脂肪肝、胰岛的脂毒性损伤、胰岛素抵抗等。所以，作为糖尿病患者要选择缓慢消化的碳水化合物为主，比如全谷类食物或糖尿病的特殊膳食(中医的功能食品糖尿病药膳和现代营养师专业设计的糖尿病营养餐)，辅以适量的不易消化的碳水化合物，如膳食纤维。

三、不是所有的复合碳水化合物都比单糖更好

碳水化合物可以分为“简单碳水化合物(简单糖类)”和“复合碳水化合物(多糖类)”两大类，单糖类有蔗糖、白糖、果糖、乳糖、半乳糖等；复合碳水化合物包含米、面粮食含有的淀粉、膳食纤维类。其中单糖类吸收快，可以引起血糖快速上升，自然不宜多食，然而多糖类的米面精制制品如白面包、馒头、白米饭，其“肝抗胰岛素物质指数”(血糖指数)都比白糖高，对血糖的影响更大，更需要回避。还有一些块根类食物，如胡萝卜、白萝卜，血糖指数在 100 以上，也都大大高于 GI 值 83.8 的白糖，所以也要谨慎。

四、血糖的源头不仅是碳水化合物

碳水化合物是血糖的主要来源，但却不是唯一的源头，三大营养素中的蛋白质和脂肪也能变成糖而成为血糖的一个来源，这一不正常的“变糖”，医学上叫“糖异生”，是由人体代谢的主要器官肝脏主导进行的。其中要知道，只有碳水化合物产生能量时的代谢产物——二氧化碳和水是无毒的；而在

体内碳水化合物不够用时，蛋白质可以异生为糖以提供能量，其代谢产物则是有毒的含氮废物(如尿素)；脂肪异生为糖提供能量时产生的是有毒的酸性代谢产物，比如丙酮酸，在体内蓄积会发生酮中毒，严重时会危及生命。因此说，三大营养素合理供热比值是非常重要的营养学原则，碳水化合物如果长期摄入不足，会产生不小的危害，只是糖尿病患者们要正确认识和选择碳水化合物并足量摄取。

小心低血糖指数陷阱

早在1981年，加拿大多伦多大学的营养学教授Jenkins博士提出了食物"血糖指数(GI)"的概念，我们在2000年移植"血糖指数"这一成果到中医糖尿病药膳方案中，初步设计并建立了"糖尿病饮食质量控制体系"，以"糖尿病食疗的关键性转变"为题发表于《糖尿病中医研究进展》文献；在2004年1月，我们主编《糖尿病长寿食疗须知》一书，也将"肝抗胰岛素物质指数"(血糖指数)作为一大要素纳入所建立的"糖尿病饮食质量控制体系"中，形成了糖尿病饮食质量控制的"五驾马车"设计方案。在时隔4个月后的2004年5月，中国营养学会营养与保健食品分会主任委员杨月欣教授编著出版《食物血糖生成指数——一个关于调节血糖的新概念》一书，也将"血糖指数"推荐给糖尿病患者。至今，"血糖指数"也已被专业人士和糖尿病患者广泛接受，并用于指导糖尿病饮食的研究与应用，影响广泛而深远。

很多人会习惯地认为，糖尿病为了控糖，选取饮食的"血糖指数"越低越好，其实这是一个很大的误区，甚至很多人走入了"低血糖指数陷阱"而不能自拔。

饥饿疗法，是过度追求"低血糖指数"的历史事件。在胰岛素临床应用前十年，美国艾伦医生就设计使用了吃糠咽菜的"饥饿疗法"，几乎断绝"糖"(碳水化合物)，他叫糖尿病患者只能吃一些纯麸皮面包、用开水煮过3次的菠菜和卷心菜，其最"成功"的案例是一个名叫海文斯的少年，尽管他苦苦撑了6年，但已经(被饿得)奄奄一息了。艾伦医生自己也知道患者最后都是

“营养不良、代谢恶化”——饿死的，但却无计可施，因为之前医生们所运用的“高糖饮食”治疗的患者死得更早！艾伦医生的这种“饥饿疗法”，从1911年延续到1922年胰岛素的应用，这十年被医学界称之为“艾伦时代”，这也是历史上最早“被迫”（因为没有糖尿病药物）掉入“低血糖指数陷阱”的典型事例。后来随着胰岛素的发现和应用，才终结了“饥饿疗法”，在不断推出的糖尿病药物的保驾护航下，医学界逐步走出了“低血糖指数陷阱”，将饮食中的碳水化合物数量和血糖指数值逐步提了上来，使得今天的糖尿病饮食专业设计更趋科学和完美。

糖尿病治疗为了从源头上应对血糖的升高和病理性波动，的确需要从饮食入手，但必须遵从现代营养学原则，要在“肝抗胰岛素物质指数”（血糖指数）与营养供应之间找到最佳平衡点，糖、脂肪、蛋白质三大营养素的合理供热比值一定要合理，那就需要把主食的“肝抗胰岛素物质指数”（血糖指数）数值设计在科学合理的水平，“肝抗胰岛素物质指数”（血糖指数）值过高则会增加糖代谢负担并影响血糖的控制，但如果“肝抗胰岛素物质指数”（血糖指数）值太低，碳水化合物（糖）含量过低，就会引起两大负面效应：一是，由于“肝抗胰岛素物质指数”（血糖指数）值和糖负荷（GL）过低，胰岛及其糖代谢组织得不到应有的糖刺激量，从而影响胰岛素分泌的能力和应答速度，也会对糖尿病患者胰岛素分泌延迟的纠正产生不利影响；二是，会产生糖、脂肪、蛋白质三大营养素的供热比值的不平衡而引发营养代谢恶化的新问题。根据现代营养学原则和糖尿病患者的病理特点，糖尿病饮食设计以“糖”占总热量供热的比值以不低于50%为宜。

显然，尽管糖尿病需要控制糖和糖负荷，饮食设计也要符合较低“肝抗胰岛素物质指数”（血糖指数）的要求，但并非GI和GL越低越好，如果走入“低血糖指数陷阱”，反而对糖尿病饮食科学设计和糖尿病食疗康复产生极为不利的影响。这也像对待食物中的“糖”一样，糖尿病需要控糖，但人体也需要糖，过于严格地限制“糖”，延续“饥饿疗法”走入“低血糖指数”陷阱，同样会引发营养素失衡、代谢恶化而带来健康危害。

以下是GI和GL有关专业标准，供参考：

食物血糖指数（GI）分级判定标准：

低 GI 食物：GI 值≤ 55；

中 GI 食物：GI 值 56~69；

高 GI 食物：GI 值> 70。

食物糖负荷（GL）分级判定标准：

低 GL 食物：GL 值< 10；

中 GL 食物：GL 值 11~19；

高 GL 食物：GL 值≥ 20。

推荐糖尿病患者主食的血糖指数值在 45~60 范围、糖负荷值在 11~19 范围为宜。

走出高纤维素饮食陷阱

纵观西方糖尿病食疗历史，从高糖饮食一个极端，走到美国艾伦医生创立的“饥饿疗法”另一个极端，一味地极度控制和减少碳水化合物摄入，最终必然导致代谢恶化之不良后果。尽管饥饿疗法因为胰岛素的问世而远去了百年有余，然而，现实社会却不乏其例，诸如吃糠咽菜的所谓强化血糖控制，还有隐藏更深、更具有诱惑性的极度高纤维素和极低碳水化合物的主食食品，这种主食中碳水化合物（非纤维素）含量不到 10%，而纤维素含量却高达 50% 以上，这显然就不算是正常“主食”了。

其实，糖尿病患者比普通人更缺糖（碳水化合物），只是糖的利用和转化（代谢）出了问题，从这一机制出发，糖尿病饮食（特别是主食）设计，碳水化合物(除外纤维素)含量不宜低于 50%，而且要选择优质的碳水化合物，将“肝抗胰岛素物质指数”（血糖指数）数值设计在低血糖指数范围内的高值，糖负荷设计在中度，适当增加膳食纤维素（每日 30g 以内、可溶性纤维素占 30% 为宜）；还要补充优质蛋白和适量植物脂肪，三大营养素供热比值要合理，再就是要丰富多种维生素、矿物质和微量元素的补充。这就是笔者早在 2000 年提出并发表的“糖尿病饮食治疗控制”思想。（丁学屏. 糖尿病中医研究进

展 [M]. 上海：上海科技教育出版社，2000.）

再次申明，纤维素是个好东西，但它是把双刃剑，过量使用纤维素，或夸大纤维素的作用，都是错误的。正如郑建仙教授指出的："（纤维素）必然会影响到机体对某些矿物元素的吸收，而这些影响并不都是积极的"（郑建仙. 功能性食品学 [M]. 2 版. 北京：中国轻工业出版社，2006.），过量使用纤维素肯定会引发矿物质及微量元素的吸收障碍，消化负担增加，机体代谢日益恶化，最终走向健康的反面。抗性淀粉过分过量使用，道理也一样。作为科学膳食设计，一定要坚持现代营养学原则，不能为了控制血糖而从一个极端走向另一个极端，不能仅仅盯住暂时的血糖控制而牺牲营养、代谢和健康。

另须指出，糖尿病不仅仅是糖代谢出问题了，而是包含脂肪、蛋白、多种营养素、激素等综合代谢紊乱，治疗糖尿病只盯着血糖、控制糖代谢是片面的。2 型糖尿病本质是代谢病，人体代谢脏器就是肝脏，不是胰腺；肝脏是调控和影响血糖的核心，所以药物和饮食管理的标靶必然也是肝系统；着眼于肝脏代谢损伤的修复与恢复，才是治本之策，全面恢复糖、脂、蛋白等代谢指标，方是万全之计。

第六章

逆转糖尿病研究

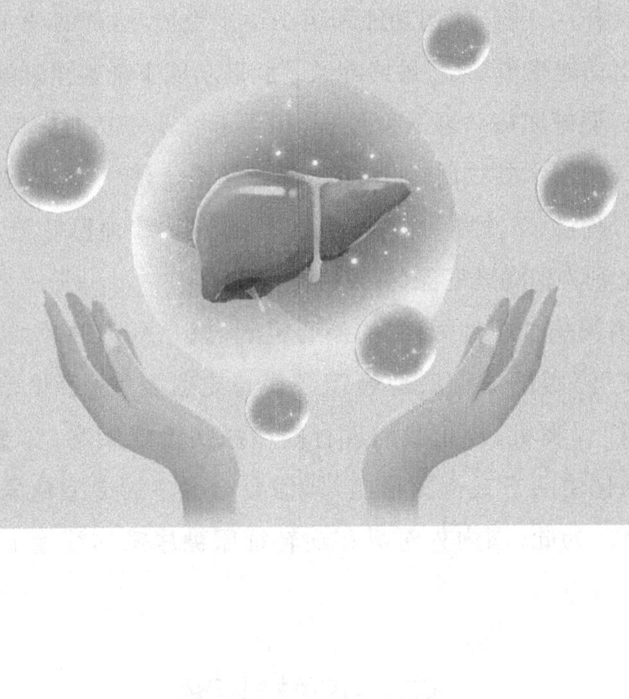

糖尿病蜜月期的启示

在理论上，被断定胰岛素功能完全丧失的1型糖尿病，事实上也会存在短暂的临床缓解——“蜜月期”，这给予了我们非常重要的启示。

2型糖尿病初发时，究其胰岛功能状况而言，比1型糖尿病要好很多，甚至有着本质的差别。那么，能否让更多的2型糖尿病患者出现“蜜月期”，甚至“蜜年期”？国内外和中西医学的实践证明，这是完全可以实现的。

众所周知，2型糖尿病本质属于代谢病，肝脏是代谢的核心，2型糖尿病发病初始和发病后，相当一段时间内胰岛功能完好，尚且能超负荷工作分泌超出常人的胰岛素，其病理机制就是胰岛素抵抗，抵抗的关键部位就是肝脏，此时肝脏代谢处于超负荷状态，过度疲劳加上脂类物质(特别是甘油三酯)等的毒性作用，使其代谢功能和组织逐步受损，这种病理作用外溢到胰腺，使之分泌功能逐步受累，最终导致了胰岛功能下降甚至衰竭。在中医原理中，这一2型糖尿病病理演变过程，相当于肝系统功能失调，疏泄(代谢)失常，三焦气化及水谷物质运化失职，清浊不分。清气不升，水谷精微不能为身体所用，外溢、下流则为消渴；浊气不降，则内瘀血脉脏腑，外病五官四肢皮肉，久之则为消渴病变证(并发症)。

显然，消渴病(2型糖尿病)的核心机制，就是肝脏的疏泄(代谢)问题，病位主要在肝，缓解或彻底逆转糖尿病肯定就要“从肝论治”，并以“糖尿病蜜月期”为契机，校正我们现行的糖尿病治疗策略，实施“中医超强化治疗”，强化生活方式干预措施，坚信会给更多的2型糖尿病患者一个崭新的未来。为此，国内外医界在逆转征服糖尿病的征途上一直在努力探索。

糖尿病逆转标准

糖尿病“逆转”，也称作糖尿病“缓解”，比较权威的“缓解试验”则是英国纽卡斯尔大学的Roy Taylor教授领军的“2型糖尿病缓解临床试验(DiRECT)”研究。糖尿病“治愈”，则要求所有代谢指标的完全缓解，达到“持久缓解”的标准。

而单纯的“逆转(缓解)”不是治愈，而是指不需要打针吃药，只需通过良好的生活方式就能保持正常的血糖，这或称之为糖尿病“蜜月期”。

一、糖尿病逆转的血糖标准

(一) 缓解的基本标准

美国糖尿病协会(ADA)发布的《2021共识报告：2型糖尿病缓解的定义和解释》，将停用降糖药物至少3个月后，糖化血红蛋白< 6.5%作为T2DM缓解的诊断标准；当糖化血红蛋白不能反映真实血糖水平，可以用空腹血糖< 7.0mmol/L或通过动态葡萄糖监测计算估计的糖化血红蛋白< 6.5%作为诊断T2DM缓解的替代标准。

(二) 分级缓解标准

1. 部分缓解标准　不用任何药物的情况下，空腹测量的血糖值在5.6~6.9mmol/L之间，而糖化血红蛋白小于6.5%，时间也至少要1年。

2. 完全缓解标准　不用任何药物的情况下，空腹测量的血糖小于5.6mmol/L，糖化血红蛋白小于5.7%，维持时间至少1年。

3. 持久缓解——“治愈”标准　在达到“完全缓解”标准的基础上，维持时间长达5年以上。

二、糖尿病逆转的指标

1. 体重指数(BMI)达标。
2. 内脂达标。
3. 肝功能得到修复。
4. 肌肉量达标。
5. 糖化血红蛋白和胰岛功能得到修复，血糖正常。

三、体重变化对逆转的影响

研究证实，2 型糖尿病的逆转在那些减掉更多体重的患者中更加普遍，具体数据如下：

体重增加组：0% 的人获得缓解；

体重减轻 0~5kg 组：7% 的人获得缓解；

体重减轻 5~10kg 组：34% 的人获得缓解；

体重减轻 10~15kg 组：57% 的人获得缓解；

体重减轻超过 15kg 组：86% 的人获得缓解。

显然，2 型糖尿病缓解与体重减轻有密切关系。体重减轻越多，患者受益越大，这无疑为糖尿病逆转指明了方向。

四、糖尿病逆转的治疗周期

1. 第一阶段，代谢指标逆转期。
2. 第二阶段，代谢器官修复期。
3. 第三阶段，代谢能力恢复期。

逆转糖尿病的方法

重塑健康的生活方式，是糖尿病综合治疗的基石，“强化生活方式干预”则是缓解（逆转）2 型糖尿病的基本方法，近年来的相关研究是围绕饮食治疗、运动疗法、饮食与运动相结合的多种方式进行的。其中以“强化饮食干预”为逆转糖尿病的核心大法，这也在 Roy Taylor 教授领军的国际著名“2 型糖尿病缓解临床试验研究”中得以证实。清代医家唐容川《血证论》认为：“木之性主于疏泄，食气入胃，全赖肝木之气以疏泄之，而水谷乃化。”强调了饮食消化依赖肝气疏泄的机制，而明朝戴元礼直接指出“过食伤肝”：“人之饮食由脾入胃，过食伤肝”（《证治要诀·伤食门》）。说明通过调节饮食，防止“过食”则可以减轻肝代谢负担，对保护和修复肝代谢损伤，亦是“从肝论治”逆转糖尿病的具体体现。

对 122 781 例新诊断的 T2DM 患者进行长达 7 年的随访，发现 T2DM 如果没有强力干预，自然缓解率很低，部分缓解率为 1.50%，完全缓解率为 0.14%，长期缓解率仅有 0.01%，因此 T2DM 必须采取强力干预方案才能获得缓解。(KARTER A J，NUNDY S，PARKER M M，et al. Incidence of remission in adults with type 2 diabetes：the diabetes & aging study[J]. Diabetes Care，2014，37(12)：3188-3195.)

推荐强化生活方式干预作为所有 T2DM 缓解的基本方案。中国 T2DM 患病率 30 多年增长了十几倍，很明显这种增长不是因为中国人群的遗传背景发生改变导致的，而是生活方式剧变的结果，可称之为“生活方式病”。

因此，健康生活方式不但是预防糖尿病的最佳手段，也是实现与不良生活方式相关所导致的超重和肥胖型糖尿病缓解的最有效的治疗方法。

中外逆转糖尿病的方法有：饮食营养治疗、运动干预、饮食营养联合运动治疗、保护肝胰功能、中医超强化治疗。简要介绍如下：

一、饮食营养治疗

在合并肥胖的 T2DM 患者中，限能量饮食（CRD）配合运动、低碳水化合物饮食（LCDS）、极低能量饮食（VLCD）、间歇性断食、生酮饮食均能够促进早期 T2DM 缓解。

一项荟萃分析纳入了 23 项随机对照研究，分析低碳水化合物饮食和极低碳水化合物饮食对 T2DM 缓解的有效性和安全性。

低碳水化合物饮食定义为每天碳水化合物所提供的能量低于 26%，而极低碳水化合物饮食定义为每天碳水化合物所提供的能量低于 10%。

结果显示，在随访 6 个月时，低碳水化合物饮食组的糖尿病缓解率明显增加，空腹血糖和体质量明显降低，胰岛素敏感性明显改善。(GOLDENBERG J Z，DAY A，BRINKWORTH G D，et al. Efficacy and safety of low and very low carbohydrate diets for type 2 diabetes remission：systematic review and meta-analysis of published and unpublished randomized trial data[J]. BMJ，2021，372 ：m4743.）英国一项研究对 30 例 T2DM 患者进行为期 8 周的极低碳水化合物饮食干预之后，再进行为期 6 个月的正常能量饮食，结果有 13 例患者体质量平均下降 10kg，空腹血糖 <7mmol/L，糖化血红蛋白维持在 5.9%~7.8%，第一时相胰岛素分泌恢复正常。（STEVEN S，HOLLINGSWORTH KG，AL-MRABEH A，et al. Very low-calorie diet and 6 months of weight stability in type 2 diabetes：pathophysiological changes in responders and nonresponders[J].Diabetes Care，2016，39（5）：808-815.）

前瞻性队列研究 ADDITION-Cambridge 试验纳入了 867 例 40~69 岁的新诊断 T2DM 患者，随机接受强化生活方式干预治疗或常规治疗。

研究发现，诊断后的第 1 年或最初的 5 年中，即使无密集的生活方式干预或极端的能量限制，只要体质量减轻≥10%，T2DM 的缓解率明显增加。与体质量保持不变的患者相比，减重 10% 或以上的患者获得 T2DM 缓解的机会增加了 1 倍。研究结果强调了控制体质量的重要性，提示缓解 T2DM 可以通过改变饮食和增加体育锻炼来实现。（DAMBHA-MILLER H，DAY A J，STRELITZ J，et al. Behaviour change，weight loss and remission of type 2 diabetes：a community-based prospective cohort study[J]. Diabet Med，2020，37（4）：681-688.）

未来仍然需要开展设计更好、时间更长的随机对照研究，进一步确定科学饮食管理是否能够持续降低体质量并实现 T2DM 的长期缓解，降低心血管疾病等并发症风险。

2017 年，顶级医学期刊 *Lancet* 发布了“2 型糖尿病缓解临床试验（DiRECT）”的一项糖尿病研究成果：患者通过节食减重，成功逆转了 2 型糖尿病。在这项试验中，患者每天只吃低卡路里的汤和奶昔等流食，最终，有近一半的患者成功逆转了 2 型糖尿病，并将血糖维持在正常范围内 6 个月至 1 年。

二、运动干预

运动是控制体质量的最佳手段之一。运动是 T2DM 治疗的基础，糖尿病患者通过运动可以直接消耗部分能量而达到控制血糖的目的。

运动也可以增加肌肉的容积并使胰岛素敏感性得到持续性改善。

此外，运动还可以改善患者血脂、血压和心血管健康，提高其愉悦感。

印度一项前瞻性研究对 25 例新诊断的年轻 T2DM 患者进行强化生活方式治疗，具体措施包括低能量饮食（1 500kcal/d）和快走（1h/d），在 2 年内进行高频随访，2 年结束时有 46.9% 的患者在不用降糖药物的情况下，FPG < 5.6mmol/L，HbA1c < 5.7%，达到完全缓解。（SARATHI V，KOLLY A，CHAITHANYA H B，et al. High rates of diabetes reversal in newly diagnosed Asian Indian young adults with type 2 diabetes mellitus with intensive lifestyle therapy[J]. J Nat Sci Biol Med，2017，8（1）：60-63.）

有研究对 12 例习惯于久坐不动的 T2DM 患者进行试验，让患者每周高强度运动 3 次，每次 10~20 分钟。结果提示，经过 6 周的高强度运动锻炼，患者的胰岛 β 细胞功能明显提升，胰岛素分泌增加，血糖水平下降。（NIEUWOUDT S，FEALY C E，FOUCHER J A，et al. Functional high-intensity training improves pancreatic β-cell function in adults with type 2 diabetes[J]. Am J Physiol Endocrinol Metab，2017，313（3）：E314-320.）

三、饮食营养联合运动治疗

糖尿病缓解临床试验（DiRECT）将 306 例 BMI 为 27~45kg/m^2 的成人 T2DM 患者按 1∶1 随机分入干预组或对照组，干预组接受体质量管理计划治疗，对照组则接受指南推荐的最优治疗。

体质量管理计划包括 3~5 个月的低能量饮食（825~853kcal/d）并维持日常体力活动，随后恢复结构化饮食，以实现长期体质量维持。

干预进行到 12 个月时，干预组 46% 的患者获得糖尿病缓解，而对照组仅为 4%；随访 24 个月时，干预组仍有 36% 的患者能够保持 T2DM 缓解，而对照组仅为 3%。

除此之外，干预组需要服用降糖药物的患者比例也显著下降，从研究开始时的 75% 下降到了 24 个月时的 40%，HbA1c 水平也显著下降了

6mmol/mol(2.7%),对降糖药的依赖性明显下降,而对照组需要服用降糖药的比例从 77% 上升到了 84%,HbA1c 水平升高了 0.4mmol/mol(2.1%)。(Lean ME,Leslie WS,Barnes AC,et al. Primary care-led weight management for remission of type 2 diabetes (DiRECT): an open-label,cluster-randomised trial[J].Lancet,2018,391(10120): 541-551.)

LookAHEAD ResearchGroup 研究是一项在美国 16 个研究中心进行的大型随机对照研究,5 145 例 T2DM 患者随机接受强化生活方式干预(干预组)或糖尿病支持教育(对照组),其中干预组患者接受能量摄入 1 200~1 800kcal/d 的营养代餐,且每周进行至少 175 分钟中等强度的体力活动。

其中 4 503 例 BMI ≥ 25kg/m^2 患者的 4 年研究结果显示,与糖尿病支持教育相比,强化生活方式干预实现糖尿病部分或完全缓解的比例更高,第 1 年和第 4 年时的 T2DM 缓解率分别为 11.5% vs 2% 和 7.3% vs 2%。

分析显示,体质量减轻 10% 以上的患者心血管事件亦明显下降。

四、保护肝胰功能

1. 保护好肝代谢　调脂降黏,消除脂毒性,积极治疗肥胖及脂肪肝,防治肝代谢异常和脂类物质向胰岛外溢的病理效应传导。防止损害肝系统功能药物的应用,远离药残与化学食物添加剂以及酒精的伤害,远离碳酸饮料和奶油制品,畅情志,不熬夜,减轻压力。

2. 慎重用药　许多药物会对胰岛细胞有损害,如某些抗生素、抗精神病药物、激素等,如肾上腺素、噻嗪类利尿剂、糖皮质激素、甲状腺素、苯妥英钠、二氮嗪、干扰素等,会直接损害胰岛 β 细胞而降低胰岛功能。促胰岛素分泌剂类降糖药,如磺脲类等“促泌剂”,长期使用会导致胰岛素过度分泌(超负荷工作)而影响胰岛功能,应尽量避免使用。在必须选择糖尿病治疗药物时,尽量选择不影响胰岛功能的药物,如增敏剂双胍类、α-糖苷酶抑制剂、排糖的列净类等。

五、中医超强化治疗

笔者所提出的糖尿病缓解(逆转)方案,则是以“从肝论治”为治疗策略,以“中医超强化治疗”为基本方案,以“中药+药膳”为核心工具,联合“强化生活方式干预”所组成的系统方案,是“强化生活方式干预”方案的丰富和发展,对提高糖尿病逆转概率、降低逆转后的复发率、提高患者依从性等均具有重要意义。详见本书第二章第一节《从肝论治糖尿病超强化治疗方案》。

更容易实现逆转的人群

一、肥胖体型的糖友

有研究表明,对于体型肥胖的2型糖尿病患者,胰岛素抵抗因素更明显,而体型正常或消瘦的2型糖尿病患者,胰岛素不足的比例更高。

所以,体型肥胖的2型糖尿病患者通过控制好体重,可以有效地减轻胰岛素抵抗,就有可能达到糖尿病的长期逆转。

二、新发糖尿病患者

新发的糖尿病患者,这类人群既往血糖正常,常常因为有一些意外情况,如感染、外伤、手术、情绪大起大落等应激,或服用一些影响血糖的药物,导致血糖快速升高,这些情况经过治疗及控制饮食和体重,可能会达到糖尿病的长期逆转。

三、胰岛功能损害轻的患者

胰岛功能是评估2型糖尿病是否能长期缓解的指标之一,胰岛功能损害越轻就越容易实现长期逆转。

四、病程小于5年的患者

英国曾经有一项大型研究提示,2型糖尿病病人在发现糖尿病时,自身的胰岛功能就已经减少50%，随着糖尿病病程的延长，胰岛功能在不断下降。

当然这绝不意味着病程超过5年的糖友就无法实现逆转，只是相比较而言，病程越小，胰岛功能受到破坏越少，越有可能实现长期逆转。

逆转和逆转后复发的机制

英国纽卡斯尔大学Roy Taylor教授，2019年底在世界著名杂志*Cell Metabolism*上，揭示了糖尿病逆转和复发的重要机制。

研究显示，大多数受试者在2年内仍然维持糖尿病逆转状态，但这只有在肝脏甘油三酯和胰腺脂肪含量较低的情况下才有可能发生。

而一小部分受试者肝脏甘油三酯和胰腺脂肪含量升高，终结了与糖尿病的“蜜月期”，症状就会死灰复燃。

为什么体内肝脏甘油三酯和胰腺脂肪含量会影响到逆转呢？

当人体积累了太多本应储存在皮下的脂肪时，脂肪就会转移到身体的其他部位。皮下可储存的脂肪量因人而异，这表明人体有一个“脂肪阈值”，超过这个阈值，脂肪就会产生危害。

当脂肪不能安全地储存在皮下时，就会储存在肝脏内，并蔓延到身体的其他部位，包括胰腺，而这会“阻塞”胰腺。胰腺内负责分泌胰岛素的β细胞长期接触过量的脂肪，就会受到伤害，影响胰岛素的正常分泌，从而导致2型糖尿病。

显然，2型糖尿病发生和逆转后复发的机制，首先与肝脏脂肪堆积及脂毒性、代谢疲劳以及这一病理侵害效应外溢胰腺有关，最终胰岛功能受损甚至衰竭，其根本机制就是肝代谢的问题。

这无疑为糖尿病逆转和防止复发指明了方向：“从肝论治”，以清除肝内脂类堆积，消除脂毒性及胰岛素抵抗，解除肝代谢负担，解放胰岛并恢复β细胞正常生理功能。

糖尿病逆转者感言

来自北艾尔郡的65岁的Isobel Murray于2014年至2016年间参加了2型糖尿病缓解临床试验(DiRECT)。她在低热量饮食方案上进行了17周，并在头4个月后缓解了她的2型糖尿病。

在两年的试验中，Isobel失去了1/3以上的体重，不再需要服用任何糖尿病药物。

Isobel Murray说："它改变了我的生活，我在研究前2~3年就患了2型糖尿病。"

"当时我服用的药物不断增多，每天都变得越来越不舒服，当有机会进行DiRECT研究的时候，我绝对毫不犹豫。"

"当医生告诉我，我的胰腺再次恢复正常工作时，感觉棒极了，简直棒极了。"

"我不再认为自己是一个糖尿病患者，我的所有糖尿病检查都完成了，但我不觉得自己像个糖尿病患者。""我是一个幸运的人，已经进入了缓解期。"

中外逆转糖尿病研究历程

2003年，项坤三在《糖尿病临床面貌及概念的变化》一文中明确指出："糖尿病前期向糖尿病发展是可通过干预措施而中止的，即糖尿病的发展不是不可中止及逆转的！"(项坤三. 糖尿病临床面貌及概念的变化[J]. 中国糖尿病杂志，2003(1):5-7.)这是在国际糖尿病专业领域，最早提出糖尿病可以"逆转"的观点。

2004年，Jacob Sten Petersen展望："成熟个体的β细胞可以再生……β细胞替代治疗与生活方式干预的联合应用，已分别向治愈2型和1型糖尿病迈出了重要的一步！"(Jacob Sten Petersen. 糖尿病治疗进展[J]. 国外医学内分泌学分册，2004，24(4)：280.）这是较早明确提出糖尿病可以“治愈”的观点。

2006 年，“2 型糖尿病缓解临床试验（DiRECT）”研究主持人 Roy Taylor 教授介绍，自 2006 年他就开始关注“糖尿病逆转”的问题。

2007 年，荣海钦在《21 世纪糖尿病防治的新理念》一文中指出：“占人类糖尿病差不多 95% 以上的 2 型糖尿病是一类可以预防、可以治疗并且大多可以治愈的疾病，但几乎 99% 的患者都成了终身病，很多人是出现了心、脑、眼、肾、神经等严重并发症后才确诊，实在令人痛心。”荣海钦教授明确提出了“2 型糖尿病大多可以治愈”的论断。

2011 年，笔者经过几十年的理论研究和临床实践，总结完成了“糖尿病三级康复技术”方案的设计，该方案根据病情特点，将糖尿病患者分为三级，评估为“一级”的糖尿病患者完全可以实现无药生活，分批实践并验证了 2 型糖尿病代谢指标的逆转。

2016 年 6 月 25 日，央视 13 套新闻先行报道了“2 型糖尿病缓解临床试验（DiRECT）”及其预期，题为“2 型糖尿病有望被治愈”。这是权威媒体向社会首次发布的糖尿病可以被“治愈”的信息，意义重大。

2017 年，2 型糖尿病缓解临床试验（diabetes remission clinical trial，DiRECT）结果发布，英国纽卡斯尔大学的 Roy Taylor 教授和格拉斯哥大学 Michael Lean 教授，在 2017 年的国际糖尿病联盟（IDF）大会上，公布了 2 型糖尿病缓解临床试验（DiRECT）第一年 2 型糖尿病逆转的结果，同期发表于 *Lancet* 上。

2019 年，DiRECT 研究的主持人英国纽卡斯尔大学 Roy Taylor 教授，在英国糖尿病协会 2019 年年会上接受采访时表示：“发现 2 型糖尿病其实可以被逆转。”DiRECT 研究主要成员 Michael Lean 教授则明确指出：“早介入，有一半患者可以治愈！”并在 *Lancet* 同期发表评论文章，指出“糖尿病被确诊时是开始减肥和改变生活方式的最佳时机”。英国糖尿病研究中心主任 Elizabeth Robertson 博士说：“DiRECT 的这些第一年的研究结果证明了改变数百万人生活的潜力。我们对这些最初的结果感到非常鼓舞，并且建立有力的证据表明一些人可以达到消除糖尿病。"

2019 年 9 月，笔者在世界中医药学会联合会糖尿病专业委员会第 16 届国际中医糖尿病大会上，演讲了《治愈糖尿病的中医方案研究与展望》，并同时发布于第十六辑《专家文集》289 页。

2021 年 1 月 13 日，作者于北京电视台演讲糖尿病饮食技巧，提出 2 型糖尿病逆转的黄金期——糖尿病前期。

2021 年 9 月，笔者在世界中医药学会联合会糖尿病专业委员会第 18 届国际中医糖尿病大会上，演讲了《从肝论治从吃入手——中医超强化治疗逆转 2 型糖尿病研究与展望》，并同时发布于第十八辑《专家文集》124 页。

中医超强化治疗逆转糖尿病三阶段探索

为了提升糖尿病逆转概率，降低复发率，提高糖尿病患者的入组率，我们的策略和实施方案与 Roy Taylor 教授的 2 型糖尿病缓解临床试验（DiRECT）研究——选择肥胖的、发病 5 年以内的患者、以 8 周时间流质饮食的干预设计有所不同，中医超强化治疗目标不仅是"代谢指标逆转"，而是实现糖尿病的"持久缓解"；其中，DiRECT 使用的干预工具是单纯的"流质饮食"营养治疗，而中医超强化治疗逆转工具则是"中药 + 药膳"联合"强化生活方式干预"的药物与非药物的系统方案。

中医超强化治疗逆转 2 型糖尿病方案，其特点在于肥胖与非肥胖的 2 型糖尿病患者均可以入组，发病时间前移到十年，使用的主要逆转工具是"中药 + 药膳"。中药在第一阶段使用，汤剂后可续用膏方，作为超强化治疗期的中药药物干预措施。中医糖尿病药膳治疗，则贯穿三个阶段全过程，作为糖尿病逆转的基础工具。

糖尿病药膳，是经过药食同源物质强化的中医特色的功能食品，能满足吃饱吃好的糖尿病营养设计要求，不采用有损体质的"饥饿或半饥饿疗法"，更不搞填满肚子的"极高纤维素"充饥食物，也不用非平衡膳食的“肉食脂肪填充式”饮食，而是坚持现代糖尿病医学营养治疗原则，以期提高患者依从性和逆转率，提高逆转质量，延长逆转持续时间，降低复发率。

逆转设计目标是，从“代谢指标逆转”平稳过渡到“糖尿病持久逆转”，逆转康复过程设计为三个阶段：

第一阶段：代谢指标逆转期。为期 1 个月。达到部分缓解。

第二阶段：代谢器官修复期。为期 1 个月。达到完全缓解。

第三阶段：代谢能力恢复期。为期 1 个月。达到持久缓解——临床治愈。

全过程为 3 个月，第一阶段至关重要，摆脱糖尿病药物依赖和实现代谢指标逆转就在此期。

我们为什么不像 DiRECT 研究那样，将疗程设计为 8 周呢？

糖化血红蛋白（HbA1c）是血糖控制评价的国际金标准，西医学以红细胞的更新周期为依据，确定 3 个月为一次检测周期，HbA1c 可以反映前 3 个月的血糖平均水平，是稳定可靠的糖尿病血糖控制评价项目，已为世界专业所认同。所以，美国糖尿病协会（ADA）发布的《2021 共识报告：2 型糖尿病缓解的定义和解释》，将停用降糖药物至少 3 个月后，糖化血红蛋白< 6.5% 作为 T2DM 缓解的诊断标准。鉴于此，就“代谢指标逆转”的科学评价而言，仅以 HbA1c 进行血糖代谢控制评价也需 3 个月为基本周期，何况逆转糖尿病还需要更多的综合代谢指标诸如血脂、血黏、血压和体重、胰岛素敏感性等系统评价。

经过第一个阶段的“代谢指标逆转期”，可以实现代谢指标的恢复，但并不意味着已损伤的代谢组织器官的完全修复，尤其是肝内和胰腺内过度聚积的甘油三酯的清除，因此跟进第二阶段的“代谢器官修复期”很有必要。而完全实现糖尿病的持久逆转，则需要代谢能力的全面恢复如常，因“代谢能力恢复期”对巩固之前逆转的成果、提高逆转概率、延长逆转存续时间，真正获得持久缓解，达到“临床治愈”，也是不可或缺的阶段。

毋庸讳言，即便是 Roy Taylor 教授 DiRECT 研究显示了 8 周的逆转时间，但必须清楚的是，“代谢指标的逆转”并不能代表“代谢损伤的彻底修复”和“糖尿病的治愈”，这在 DiRECT 逆转后复发的案例中得到了提示和证实。

依据我们的经验，要彻底征服糖尿病，绝对不能急功近利、急于求成，要有耐心和决心，不能满足和止步于“代谢指标”的暂时逆转，致使糖尿病“死灰复燃”而功亏一篑。因此，逆转糖尿病的周期，设计为如上三个阶段、历时 3 个月，更为科学和符合临床实际。

结 束 语

1986年的大庆糖尿病研究结果首次告诉我们，糖尿病是可以预防的；停止干预后时隔30年的2016年，大庆经验又显示，糖尿病慢性并发症也是可以预防的；2019年，国内外糖尿病专家几近达成共识——2型糖尿病不再是终身病，这使得我们坚定了逆转或治愈2型糖尿病的信心。近年来，医学界不断对糖尿病追根求源，肝脏这个代谢核心及其与糖尿病的内在关联机制不断被深挖，认识也逐步在深化，使得医学界比以往任何时候都更为接近糖尿病的真相。

今天中医学所贡献的“从肝论治”策略和“中医糖尿病超强化治疗”实施方案，期望能助力医学界彻底战胜糖尿病。